国家卫生和计划生育委员会"十三五"规划教材
全国中等卫生职业教育教材

供中等卫生职业教育各专业用　　　　第3版

营养与膳食指导

主　编　戚　林

副主编　王庆生　奚锦芝

编　者（以姓氏笔画为序）

　　王庆生（合肥职业技术学院）

　　刘宇峰（山东省青岛卫生学校）

　　柳　伟（郑州市卫生学校）

　　徐亚茹（扎兰屯职业学院）

　　袁尚华（赣南卫生健康职业学院）

　　奚锦芝（云南省大理护理职业学院）

　　戚　林（玉林市卫生学校）

人民卫生出版社

图书在版编目（CIP）数据

营养与膳食指导 / 戚林主编. —3 版. —北京：人民卫生出版
社，2017

ISBN 978-7-117-24066-6

Ⅰ. ①营… Ⅱ. ①戚… Ⅲ. ①营养学－中等专业学校－教
材②膳食－食物营养－中等专业学校－教材 Ⅳ. ①R151

中国版本图书馆 CIP 数据核字（2017）第 038468 号

| 人卫智网 | www.ipmph.com | 医学教育、学术、考试、健康，购书智慧智能综合服务平台 |
| 人卫官网 | www.pmph.com | 人卫官方资讯发布平台 |

营养与膳食指导
第 3 版

主　　编：戚　林
出版发行：人民卫生出版社（中继线 010-59780011）
地　　址：北京市朝阳区潘家园南里 19 号
邮　　编：100021
E - mail：pmph @ pmph.com
购书热线：010-59787592　010-59787584　010-65264830
印　　刷：北京市艺辉印刷有限公司
经　　销：新华书店
开　　本：787×1092　1/16　印张：12
字　　数：300 千字
版　　次：2003 年 2 月第 1 版　　2017 年 4 月第 3 版
　　　　　2023 年 1 月第 3 版第 9 次印刷（总第 58 次印刷）
标准书号：ISBN 978-7-117-24066-6/R · 24067
定　　价：25.00 元

出版说明

为全面贯彻党的十八大和十八届三中、四中、五中全会精神,依据《国务院关于加快发展现代职业教育的决定》要求,更好地服务于现代卫生职业教育快速发展的需要,适应卫生事业改革发展对医药卫生职业人才的需求,贯彻《医药卫生中长期人才发展规划(2011—2020年)》《现代职业教育体系建设规划(2014—2020年)》文件精神,人民卫生出版社在教育部、国家卫生和计划生育委员会的领导和支持下,按照教育部颁布的《中等职业学校专业教学标准(试行)》医药卫生类(第二辑)(简称《标准》),由全国卫生职业教育教学指导委员会(简称卫生行指委)直接指导,经过广泛的调研论证,成立了中等卫生职业教育各专业教育教材建设评审委员会,启动了全国中等卫生职业教育第三轮规划教材修订工作。

本轮规划教材修订的原则:①明确人才培养目标。按照《标准》要求,本轮规划教材坚持立德树人,培养职业素养与专业知识、专业技能并重,德智体美全面发展的技能型卫生专门人才。②强化教材体系建设。紧扣《标准》,各专业设置公共基础课(含公共选修课)、专业技能课(含专业核心课、专业方向课、专业选修课);同时,结合专业岗位与执业资格考试需要,充实完善课程与教材体系,使之更加符合现代职业教育体系发展的需要。在此基础上,组织制订了各专业课程教学大纲并附于教材中,方便教学参考。③贯彻现代职教理念。体现"以就业为导向,以能力为本位,以发展技能为核心"的职教理念。理论知识强调"必需、够用";突出技能培养,提倡"做中学、学中做"的理实一体化思想,在教材中编入实训(实验)指导。④重视传统融合创新。人民卫生出版社医药卫生规划教材经过长时间的实践与积累,其中的优良传统在本轮修订中得到了很好的传承。在广泛调研的基础上,再版教材与新编教材在整体上实现了高度融合与衔接。在教材编写中,产教融合、校企合作理念得到了充分贯彻。⑤突出行业规划特性。本轮修订紧紧依靠卫生行指委和各专业教育教材建设评审委员会,充分发挥行业机构与专家对教材的宏观规划与评审把关作用,体现了国家卫生计生委规划教材一贯的标准性、权威性、规范性。⑥提升服务教学能力。本轮教材修订,在主教材中设置了一系列服务教学的拓展模块;此外,教材立体化建设水平进一步提高,根据专业需要开发了配套教材、网络增值服务等,大量与课程相关的内容围绕教材形成便捷的在线数字化教学资源包,通过扫描每章标题后的二维码,可在手机等移动终端上查看和共享对应的在线教学资源,为教师提供教学素材支撑,为学生提供学习资源服务,教材的教学服务能力明显增强。

　　人民卫生出版社作为国家规划教材出版基地,有护理、助产、农村医学、药剂、制药技术、营养与保健、康复技术、眼视光与配镜、医学检验技术、医学影像技术、口腔修复工艺等24个专业的教材获选教育部中等职业教育专业技能课立项教材,相关专业教材根据《标准》颁布情况陆续修订出版。

全国卫生职业教育教学指导委员会

全国中等卫生职业教育
国家卫生和计划生育委员会"十三五"规划教材目录

总序号	适用专业	分序号	教材名称	版次
1	中等卫生	1	职业生涯规划	2
2	职业教育	2	职业道德与法律	2
3	各专业	3	经济政治与社会	1
4		4	哲学与人生	1
5		5	语文应用基础	3
6		6	数学应用基础	3
7		7	英语应用基础	3
8		8	医用化学基础	3
9		9	物理应用基础	3
10		10	计算机应用基础	3
11		11	体育与健康	2
12		12	美育	3
13		13	病理学基础	3
14		14	病原生物与免疫学基础	3
15		15	解剖学基础	3
16		16	生理学基础	3
17		17	生物化学基础	3
18		18	中医学基础	3
19		19	心理学基础	3
20		20	医学伦理学	3
21		21	营养与膳食指导	3
22		22	康复护理技术	2
23		23	卫生法律法规	3
24		24	就业与创业指导	3
25	护理专业	1	解剖学基础 **	3
26		2	生理学基础 **	3
27		3	药物学基础 **	3
28		4	护理学基础 **	3

续表

总序号	适用专业	分序号	教材名称	版次
29		5	健康评估 **	2
30		6	内科护理 **	3
31		7	外科护理 **	3
32		8	妇产科护理 **	3
33		9	儿科护理 **	3
34		10	老年护理 **	3
35		11	老年保健	1
36		12	急救护理技术	3
37		13	重症监护技术	2
38		14	社区护理	3
39		15	健康教育	1
40	助产专业	1	解剖学基础 **	3
41		2	生理学基础 **	3
42		3	药物学基础 **	3
43		4	基础护理 **	3
44		5	健康评估 **	2
45		6	母婴护理 **	1
46		7	儿童护理 **	1
47		8	成人护理(上册)–内外科护理 **	1
48		9	成人护理(下册)–妇科护理 **	1
49		10	产科学基础 **	3
50		11	助产技术 **	1
51		12	母婴保健	3
52		13	遗传与优生	3
53	护理、助产	1	病理学基础	3
54	专业共用	2	病原生物与免疫学基础	3
55		3	生物化学基础	3
56		4	心理与精神护理	3
57		5	护理技术综合实训	2
58		6	护理礼仪	3
59		7	人际沟通	3
60		8	中医护理	3
61		9	五官科护理	3
62		10	营养与膳食	3
63		11	护士人文修养	1
64		12	护理伦理	1
65		13	卫生法律法规	3

续表

总序号	适用专业	分序号	教材名称	版次
66		14	护理管理基础	1
67	农村医学	1	解剖学基础 **	1
68	专业	2	生理学基础 **	1
69		3	药理学基础 **	1
70		4	诊断学基础 **	1
71		5	内科疾病防治 **	1
72		6	外科疾病防治 **	1
73		7	妇产科疾病防治 **	1
74		8	儿科疾病防治 **	1
75		9	公共卫生学基础 **	1
76		10	急救医学基础 **	1
77		11	康复医学基础 **	1
78		12	病原生物与免疫学基础	1
79		13	病理学基础	1
80		14	中医药学基础	1
81		15	针灸推拿技术	1
82		16	常用护理技术	1
83		17	农村常用医疗实践技能实训	1
84		18	精神病学基础	1
85		19	实用卫生法规	1
86		20	五官科疾病防治	1
87		21	医学心理学基础	1
88		22	生物化学基础	1
89		23	医学伦理学基础	1
90		24	传染病防治	1
91	营养与保	1	正常人体结构与功能 *	1
92	健专业	2	基础营养与食品安全 *	1
93		3	特殊人群营养 *	1
94		4	临床营养 *	1
95		5	公共营养 *	1
96		6	营养软件实用技术 *	1
97		7	中医食疗药膳 *	1
98		8	健康管理 *	1
99		9	营养配餐与设计 *	1
100	康复技术	1	解剖生理学基础 *	1
101	专业	2	疾病学基础 *	1
102		3	临床医学概要 *	1

续表

总序号	适用专业	分序号	教材名称	版次
103		4	药物学基础	2
104		5	康复评定技术 *	2
105		6	物理因子治疗技术 *	1
106		7	运动疗法 *	1
107		8	作业疗法 *	1
108		9	言语疗法 *	1
109		10	中国传统康复疗法 *	1
110		11	常见疾病康复 *	2
111	眼视光与	1	验光技术 *	1
112	配镜专业	2	定配技术 *	1
113		3	眼镜门店营销实务 *	1
114		4	眼视光基础 *	1
115		5	眼镜质检与调校技术 *	1
116		6	接触镜验配技术 *	1
117		7	眼病概要	1
118		8	人际沟通技巧	1
119	医学检验	1	无机化学基础 *	3
120	技术专业	2	有机化学基础 *	3
121		3	生物化学基础	3
122		4	分析化学基础 *	3
123		5	临床疾病概要 *	3
124		6	生物化学及检验技术	3
125		7	寄生虫检验技术 *	3
126		8	免疫学检验技术 *	3
127		9	微生物检验技术 *	3
128		10	临床检验	3
129		11	病理检验技术	1
130		12	输血技术	1
131		13	卫生学与卫生理化检验技术	1
132		14	医学遗传学	1
133		15	医学统计学	1
134		16	检验仪器使用与维修 *	1
135		17	医学检验技术综合实训	1
136	医学影像	1	解剖学基础 *	1
137	技术专业	2	生理学基础 *	1
138		3	病理学基础 *	1
139		4	影像断层解剖	1

续表

总序号	适用专业	分序号	教材名称	版次
140		5	医用电子技术 *	3
141		6	医学影像设备 *	3
142		7	医学影像技术 *	3
143		8	医学影像诊断基础 *	3
144		9	超声技术与诊断基础 *	3
145		10	X 线物理与防护 *	3
146		11	X 线摄影化学与暗室技术	3
147	口腔修复	1	口腔解剖与牙雕刻技术 *	2
148	工艺专业	2	口腔生理学基础 *	3
149		3	口腔组织及病理学基础 *	2
150		4	口腔疾病概要 *	3
151		5	口腔工艺材料应用 *	3
152		6	口腔工艺设备使用与养护 *	2
153		7	口腔医学美学基础 *	3
154		8	口腔固定修复工艺技术 *	3
155		9	可摘义齿修复工艺技术 *	3
156		10	口腔正畸工艺技术 *	3
157	药剂、制药	1	基础化学 **	1
158	技术专业	2	微生物基础 **	1
159		3	实用医学基础 **	1
160		4	药事法规 **	1
161		5	药物分析技术 **	1
162		6	药物制剂技术 **	1
163		7	药物化学 **	1
164		8	会计基础	1
165		9	临床医学概要	1
166		10	人体解剖生理学基础	1
167		11	天然药物学基础	1
168		12	天然药物化学基础	1
169		13	药品储存与养护技术	1
170		14	中医药基础	1
171		15	药店零售与服务技术	1
172		16	医药市场营销技术	1
173		17	药品调剂技术	1
174		18	医院药学概要	1
175		19	医药商品基础	1
176		20	药理学	1

** 为"十二五"职业教育国家规划教材
* 为"十二五"职业教育国家规划立项教材

前　言

　　合理的营养与膳食是人类健康的基本保证。随着社会经济快速发展,人民生活水平不断提高,人们保健意识日益增强,对营养与膳食的要求也越来越高,对相关知识的需求日趋迫切。2016 年在北京召开的全国营养工作会议上,国家卫生和计划生育委员会疾病预防控制局的吴良有处长很好地解读了营养改善与健康中国的关系,阐明营养改善是健康中国建设的基础,强调持续推进营养宣教工作的重要性,明确今后工作重点是在健康中国的引领下做好营养改善工作。因此,必须在中等卫生职业教育中加强营养与膳食的教学工作。

　　《营养与膳食指导》的编写力求准确把握本课程在中等卫生职业教育中的作用和地位,本着"以服务为宗旨、以就业为导向"的职教指导思想进行编写,注重内容的科学性、先进性和实用性,注意与其它相关课程教学内容的衔接,构建合理的知识结构,使教学内容贴近岗位需求,更符合护士执业资格考试大纲及国家公共营养师考试大纲要求。本书主要包括人体所需要的营养素、各类食物的营养价值、安全食品与食品科学、合理营养、特定人群的营养与膳食、医院膳食和疾病的营养治疗等内容。

　　本书内容结构和教学安排上遵循中职学生的认知心理和规律,在教材风格和编写体例上进行了创新,全书力求简洁明快,条理清晰。书中设有学习目标、案例、考点提示、知识链接、目标检测及参考答案,并配备有 PPT 课件。

　　在本书编写过程中,我们得到了全国卫生职业教育教学指导委员会的指导,还有编者单位领导的大力支持和人民卫生出版社的帮助。本书在编写过程中参考了许多相关书籍与文献,其中引用了各位作者的部分资料,凝结了他们的智慧及辛勤工作的结晶,在此一并致谢。

　　限于水平,谬误难免,还望兄弟院校的专家、同行和广大读者提出宝贵意见和建议。

戚　林

2016 年 8 月 8 日

目　录

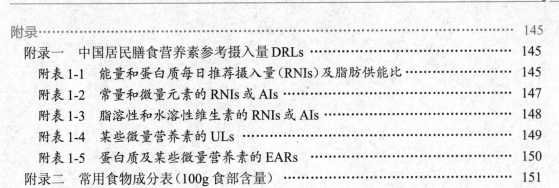

第一章 绪 论

学习目标

1. 掌握：营养与膳食的基本概念。
2. 熟悉：营养与膳食的主要内容。
3. 了解：营养学的发展史；营养与膳食在医疗卫生服务中的作用。

"民以食为天"。在人类漫长的进化过程中，人类不断从外界环境摄取各种食物以维持生命、从事劳动及繁衍后代，随着饮食文化的形成与发展，人们对营养与膳食的认知也越来越科学、全面。经过长期的探索和不懈的研究，人类终于认识到，合理的营养与膳食是人类健康的基本保证，膳食讲究营养和合理调配膳食已逐渐成为人们的追求和自觉行动。

一、营养与膳食的基本概念

营养与膳食是预防医学的重要组成部分，是研究人体营养过程、营养素需要及来源、营养与健康相互关系的一门学科。

营养是人体摄取、消化、吸收和利用食物中各种营养素以维持机体的生长发育、发挥各种生理功能的生物学过程。营养素是指食物中含有的能维持生命、促进机体生长发育和健康的化学物质。包括蛋白质、脂类、碳水化合物、矿物质、维生素和水等六大类。

膳食是指经过加工、烹调处理后的食物，通俗地说就是人们日常进食的饭菜。膳食不仅要求含有人体所需要的各种营养素，还应该满足人们的食欲需求和卫生要求。

营养与膳食最基本的理论基础是营养学，营养学是研究食物与机体的相互作用及食物营养成分在体内分布、运输、消化、代谢过程的一门学科。主要探讨食物在人体生长发育、维持健康、促进疾病治疗以及康复过程中的作用。

二、营养学的发展史

我国是最早提出膳食指导的国家。早在公元前 1100 年到公元前 771 年的西周时期，官方医政制度就将医学分为食医、疾医、疡医和兽医等四大类。其中食医为诸医之首，指专门从事饮食营养的医师，《周礼·天官》中记载："掌和王之六食、六饮、百馐、百酱、八珍之奇"，可以说这是世界上最早的营养师。中医经典著作《黄帝内经·素问·脏器法时论》中记载有"五谷为养，五畜为益，五果为助，五菜为充，气味合而服之，以补精益气。"这就是说，人们必须要以谷、肉、果、菜等类食物的互相配合以补充营养，增强体质。又提及："谷肉果菜，食养尽之，勿使过之，伤其正也。"也就是说，谷、肉、果、菜等虽是养生之物，但若过食偏食，非但不能补益，反而有伤正气，于不利健康。这实际上就是世界上最早的膳食指南。

国外关于营养学最早记载是在公元前 400 多年前的著作中。古代西方医学之父希·波克拉底曾提出饮食的法则："把你的食物当药物，而不是把你的药物当食物。"这体现了古人多吃食物少吃药、预防疾病为主的医学思想。

随着科学技术的不断进步，人们对营养科学的认识也快速发展。1810 年发现了第一种氨基酸，1844 年发现血液中的葡萄糖。从 19 世纪到 20 世纪初是发现和研究各种营养素的鼎盛时期。经过长期探索人们逐渐认识到蛋白质、脂肪、碳水化合物、矿物质和维生素的生理作用。对微量元素的大量研究始于 20 世纪 30 年代，当时世界一些地方出现原因不明的人畜地区性疾病，经研究发现与微量元素有关。如 1931 年发现人的氟斑牙与饮水中氟含量过多有关，1937 年发现仔猪营养性软骨障碍与锰缺乏有关等。从此，揭开了微量元素研究的热潮。在以后的 40 年间，铜、锰、硒、锌等多种微量元素被确认为是人体所必需的微量元素。

现代生物学的发展以及分析方法的进步，大大推动了营养学的发展。各种营养素与人体健康的关系得到进一步阐明。如高盐与高血压的关系；叶酸、维生素 B_6 和维生素 B_{12}、同型半胱氨酸与冠心病的关系；食物的血糖生成指数与糖尿病的关系等。另外，营养、膳食因素是心脑血管疾病、恶性肿瘤、糖尿病等慢性病的重要病因和防治这些疾病的重要手段也已经得到证实；肥胖则是大多数慢性病的共同危险因素。因此，许多国家根据自己的国情相继制订、推荐了营养素的供给量，作为当地人们合理营养的科学依据。近年来，许多国家为了在全社会推行公共营养的保证、监督和管理制度，除了加强科学研究之外，还制定了营养指导方针，创建营养法规，建立国家监督管理机构。

新中国成立以来，我国先后开展了五次全国营养调查，1959 年对全国 26 个省市 50 万人进行了第一次全国性的营养调查，了解国民的基本饮食营养概况，为国家制定粮食改革和食品加工标准提供了科学依据。1982 年进行了第二次全国营养调查，其规模和范围均超过第一次。1992 年进行了第三次全国营养调查，调查表明我国城乡饮食质量有显著差别，这些问题引起了有关部门的重视。国务院在 1997 年 12 月 5 日向全国颁发了《中国营养改善行动计划》。2002 年我国又进行了第四次全国营养调查，调查显示：处于生长发育阶段的中小学生每日摄入的热能、蛋白质、钙、锌、铁、维生素 A、维生素 D、维生素 B_2、维生素 C 等营养素明显不足。如维生素 A 和胡萝卜素、中学生摄入量不足者占 50%，钙摄入量也只有标准供给量的 42%～61%。由于膳食中铁的吸收利用率较低，20 岁以下的儿童青少年中贫血患病率分别为 6%～29%，7～18 岁男女生营养不良患病率分别为 26.87% 和 38.20%。2012 年进行了第五次全国营养调查，结果表明：我国城市居民超重率已经达到了 32.4%。城市居民膳食结构不合理，主要存在问题是微量营养素摄入不足，摄入能量相对过剩。城市居民谷类食物供能比为 47%，低于 55%～65% 的合理范围，大约 40% 的居民不经常吃杂粮，16% 的人不吃薯类。青少年饮用饮料的比例明显高于其他年龄段人群，饮用率达 34%。城乡居民谷类消费都在减少，动物性食品略有增加，蛋白质摄入数量变化不大，但是质量增加。根据全国营养调查结果，我国于 1989 年首次发布了我国居民膳食指南，之后结合中国居民膳食和营养摄入情况，于 1997 年和 2007 年对《中国居民膳食指南》进行了两次修订。2016 年根据我国居民营养健康状况和基本需求再次对《中国居民膳食指南》进行了修订，并于同年 5 月 13 日由国家卫生与计划生育委员会颁布并实施。

三、营养与膳食的主要内容

《营养与膳食指导》从合理营养、平衡膳食的角度出发，本着指导的原则，主要有以下内容。

1. 人体所需营养素　介绍各类营养素的生理功能、供给量标准和食物来源。

2. 食物的营养价值　介绍各类食物的营养价值。

3. 安全食品与食品科学　介绍无公害农产品、绿色食品、有机食品、保健食品、强化食品和转基因食品。

4. 合理营养　介绍膳食结构、平衡膳食、我国居民膳食指南以及营养配餐、食谱制订等知识。

5. 特定人群的营养与膳食　从各类人群的生理特点出发，介绍其营养需要和膳食要求。

6. 医院膳食　介绍医院营养膳食的种类及治疗膳食配制有关知识。

7. 疾病的营养治疗　介绍营养与疾病的关系，重点介绍一些常见病的营养治疗。

四、营养与膳食在医疗卫生服务中的作用

人从胚胎发育开始到生命终止的整个过程都需要营养供给，人们每天通过进食摄取身体所需的各种营养素，以保障正常的生长发育和从事各种社会活动的需要。因此，营养是维持生命与健康的物质基础。

营养与膳食知识在医疗卫生服务工作中占有十分重要的地位。在临床医学上，它是现代医学综合治疗中不可缺少的组成部分，合理的饮食不但可以改善病人的一般状况，提高临床治疗效果，促进疾病的治愈及健康的恢复，而且有时本身就是一种积极的治疗过程；在社区卫生服务工作中，它具有指导各类人群合理膳食，促进营养保健、预防某些常见病发生的作用。因此，作为一名医学生必须掌握营养与膳食的基本知识与基本技能才能做好本职工作，更好地为人民健康服务。

 知识链接

健康的五大基石

合理膳食：营养平衡，热量平衡，荤素平衡。

适量运动：循序渐进，持之以恒，全面锻炼。

戒烟限酒：理智戒烟，科学限酒，健康生活。

心理平衡：心态平和，面对压力，从容应对。

科学睡眠：按时睡眠，睡姿正确，睡足时间。

随着科学的发展，人们逐渐掌握了生、老、病、死的规律，更加明确营养在生命过程中的重要作用，认识到合理营养不仅能提高一代人的健康水平，而且关系到改善民族素质，造福子孙后代的千秋大业。营养失调会给健康带来不同程度的危害。如饮食无度，营养过剩可导致肥胖症、糖尿病、动脉硬化、高血压及心脑血管疾病，还可成为某些肿瘤和多种疾病的诱因。营养缺乏或不足所产生的影响也很复杂，涉及优生、优育、免疫功能、预期寿命和劳动能力等各个方面。如孕期营养不良可导致早产、流产，甚至畸胎、死胎。婴幼儿营养

不良，可导致体格瘦弱，智力发育不良，患病率和病死率增高。合理营养可促进婴幼儿及儿童、青少年的生长发育，改进成年人的健康状况，使人精力充沛，体格健壮，生产、工作效率提高，对疾病的抵抗力增强，并可使壮年期延长，防止过早衰老，从而延长寿命。世界卫生组织将合理营养定为保证健康的五大基石之一，营养与膳食在医学中的作用和地位正在不断提高。

小结

　　营养是人体摄取、消化、吸收和利用食物中各种营养素以维持机体的生长发育和各种生理功能的生物学过程。膳食是指经过加工、烹调处理后的食物。合理营养和平衡膳食可促进人体生长发育、维持健康、辅助疾病治疗并促进康复，营养失调可导致各种相关疾病。

（戚　林）

目标测试

选择题

1. 所谓营养
　A. 是人体摄取、消化、吸收和利用营养素的过程
　B. 是身体不佳时补充食品的过程
　C. 是满足食欲的行为
　D. 是食品加工的完整过程
　E. 以上说法都不对

2. 合理的饮食
　A. 有利于预防某些常见病的发生　　B. 可以改善病人的一般状况
　C. 可以辅助某些疾病的临床治疗　　D. 可以促进疾病的康复
　E. 以上都对

3. 以下关于营养与膳食的描述，正确的是
　A. 是预防医学的重要组成部分　　B. 研究人体营养过程
　C. 研究营养素需要及来源　　D. 研究营养与健康相互关系
　E. 以上都对

4. 膳食指的是
　A. 未经加工、烹调处理过的食物　　B. 经过加工、烹调处理后的食物
　C. 人体所需要的营养素　　D. 动物性食物
　E. 植物性食物

5. 新中国成立以来，我国先后开展了多少次全国营养调查
　A. 2次　　　　　　　　　　　B. 3次
　C. 4次　　　　　　　　　　　D. 5次
　E. 6次

第二章　人体所需营养素

 学习目标

1. **掌握**：人体所需营养素种类；评价膳食蛋白质营养价值的主要指标；影响钙、铁吸收的主要因素；蛋白质互补作用；必需氨基酸概念、种类。
2. **熟悉**：各类营养素的生理功能、缺乏症及食物来源。
3. **了解**：各类营养素消化吸收过程及其参考摄入量；维生素的共同特点、分类。

人类为了维持生命和健康，保证正常的生长发育和从事各种劳动，每日必须摄入一定数量的食物。食物中含有人体所需的营养素，包括蛋白质、脂肪、碳水化合物、维生素、矿物质和水等六大类：由于蛋白质、脂肪、碳水化合物的摄入量较大，所以，称为宏量营养素。维生素、矿物质需要量较小，称为微量营养素。碳水化合物、脂肪、蛋白质在体内经氧化分解，产生一定的能量，以满足人体对能量的需要，被称为产能营养素。

第一节　蛋　白　质

 案例

从 2003 年开始，在安徽阜阳农村，有100 多名婴儿陆续患上了一种怪病。本来出生时健康的孩子，在喂养期间，开始变得四肢短小，身体瘦弱，尤其是婴儿的脑袋明显偏大。当地人称这些孩子为大头娃娃（图 2-1）。有婴儿因为这种怪病而夭折。最令人意外的是，导致这些婴儿身患这种怪病甚至夭折的竟然是他们每天都必须食用的奶粉。

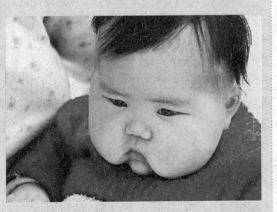

图 2-1　阜阳大头娃娃

　　请问：1. 这些婴儿到底得了什么病？
　　　　　2. 病因可能是什么呢？

蛋白质是化学结构复杂的一类有机化合物，是人体的必需营养素之一。生命的产生、存在和消亡都与蛋白质有关，蛋白质是生物细胞组分中含量最丰富、功能最重要的高分子物质，是一切生命的物质基础，没有蛋白质就没有生命。蛋白质与人体的生长发育和健康有着密切关系，在人类营养中占有非常重要地位。

一、蛋白质的生理功能

（一）构成人体组织

蛋白质是构成人体组织、器官的重要成分，人体各组织、器官无一不含蛋白质。组织细胞中除水分外，蛋白质约占细胞内物质的80%，人体的蛋白质占成人体重的16%～19%。身体的生长发育可视为蛋白质的不断积累过程，儿童生长发育就是如此。

体内的各种蛋白质始终处于不断分解、重建及修复的动态平衡中。每天约有3%的蛋白质参与更新；例如，人血浆蛋白质的半衰期约为10天。即使机体完全不摄入蛋白质，体内的蛋白质仍然进行着分解和合成。身体受伤后也需要蛋白质作为修复材料。

（二）调节生理功能

机体生命活动有条不紊的进行，有赖于多种生理活性物质的调节，而蛋白质是构成体内多种具有重要生理活性物质的成分，具有调节功能。如调节各种代谢过程的激素、在新陈代谢过程中起催化作用的酶、调节肌肉收缩的肌球蛋白、具有免疫作用的免疫球蛋白等，均是由蛋白质作为重要原料构成的。另外，血红蛋白和血浆蛋白是血液中缓冲系统的重要组成成分，能够调节机体的酸碱平衡。正常人血浆和组织液之间的水不停地进行交换，能保持相对平衡，这是由于人体血浆中蛋白质的胶体渗透压的作用，当血浆蛋白浓度降低，血浆渗透压也下降，血浆中的水分就进入组织引起水肿。血浆中的"蛋白质钠盐 / 蛋白质"为一缓冲对，维持血液 pH 值恒定在弱碱性（pH7.35～7.45）。

（三）供给能量

蛋白质在体内分解成氨基酸后，经脱氨基作用生成的酮酸，可以直接或间接经三羧酸循环氧化分解，释放能量，这是人体能量来源之一；人体每天所需能量大约有10%～15%来自蛋白质。在一般情况下供给能量不是蛋白质的主要功能，但在特殊情况下，如碳水化合物和脂肪摄入不足时，蛋白质供给能量增加。

机体储存蛋白质的量很少，在营养充足时，储存量只有体蛋白总量的1%左右，这种蛋白质称为易动蛋白，主要储于肝脏、肠黏膜和胰腺，耗尽后对器官功能没有改变。当膳食蛋白缺乏时，组织蛋白的分解比合成快，导致一系列生化、病理改变和临床表现：消化吸收不良、腹泻；肝脏不能维持正常结构与功能，出现脂肪浸润；血浆蛋白合成发生障碍；酶的活性降低；由于肌肉蛋白合成不足而逐渐出现肌肉萎缩；因抗体合成减少，对传染病的抵抗力下降；由于肾上腺皮质功能减退，很难克服应激状态；胶原合成发生障碍，使伤口不易愈合；儿童时期可见骨骼生长缓慢、智力发育障碍。蛋白质长期摄入不足，可逐渐形成营养性水肿，严重时导致死亡。

二、必需氨基酸

氨基酸是蛋白质的基本组成单位。构成人体蛋白质有 20 种氨基酸：丙氨酸、精氨酸、天冬酰胺、天冬氨酸、半胱氨酸、谷氨酰胺、谷氨酸、甘氨酸、组氨酸、异亮氨酸、亮氨酸、赖氨酸、蛋氨酸、苯丙氨酸、脯氨酸、丝氨酸、苏氨酸、色氨酸、酪氨酸、缬氨酸。

营养学上，根据氨基酸的必需性分为必需氨基酸、非必需氨基酸和条件必需氨基酸。

（一）必需氨基酸

必需氨基酸是指人体不能合成或合成速度太慢，不能满足机体的需要，必需由食物蛋

白供给的氨基酸称为必需氨基酸。对于成年人而言，必需
氨基酸有异亮氨酸、亮氨酸、赖氨酸、蛋氨酸、苯丙氨酸、
苏氨酸、色氨酸、缬氨酸等八种。婴幼儿体内的组氨酸合
成速度慢，不能满足其生长发育的需要，因此对于婴幼儿
而言，组氨酸也是必需氨基酸。

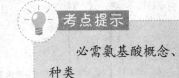

考点提示

必需氨基酸概念、
种类

（二）非必需氨基酸

非必需氨基酸指人体不从食物中直接摄取，也能满足机体需要的氨基酸。"非必需"并
非人体不需要这些氨基酸，而是人体可以通过自身合成或从其他氨基酸转化而来。这类氨
基酸包括谷氨酸、丙氨酸、甘氨酸、天门冬氨酸、精氨酸、脯氨酸和丝氨酸等。非必需氨基酸
都是蛋白质的构成材料，它的供给对于必需氨基酸的需要量有影响。

（三）条件必需氨基酸

条件必需氨基酸又称半必需氨基酸，主要指半胱氨酸和酪氨酸，它们在体内分别由蛋
氨酸和苯丙氨酸转变而成，如果膳食中能够直接提供这两种氨基酸，则人体对蛋氨酸、苯丙
氨酸的需要可分别减少30%和50%，在计算食物必需氨基酸组成时，需要将半胱氨酸和蛋
氨酸，苯丙氨酸和酪氨酸合并计算。半胱氨酸属于含硫氨基酸，具有细腻肌肤的作用。酪
氨酸最早由奶酪中发现，可以预防皮肤癌，并能增加皮肤弹性和光泽。

三、氮平衡与氨基酸模式

（一）氮平衡

氮平衡是指氮的摄入量与排出量之间的平衡状态。氮的摄入量和排出量的关系可用下
式表示：

$$B=I-(U+F+S)$$

式中B：氮平衡；I：摄入氮；U：尿氮；F：粪氮；S：皮肤等氮损失。

体内氮代谢的最终产物主要随尿排出，汗液和脱落的皮屑中含有少量含氮化合物，还有
微量的氮随毛发、鼻涕、月经、精液等丢失。肠道中未被吸收的含氮化合物从粪排出（图2-2）。
尿中主要的含氮化合物有尿素、氨、尿酸和肌酸酐，其量随蛋白质的摄入而异。普通膳食
时，尿素氮占总氮量80%以上；低蛋白膳食时，尿素氮降低；饥饿时，氨氮增高。尿肌酸酐
的排出量似乎与膳食蛋白的含量无关。

氮平衡包括零氮平衡、正氮平衡和负氮平衡三种情况。

1. 零氮平衡　摄入氮等于排出氮叫做零氮平衡。表明体内蛋
白质的合成量和分解量处于动态平衡。一般营养正常的健康成年
人应维持零氮平衡并富余5%。

考点提示

氮平衡种类

2. 正氮平衡　摄入氮大于排出氮叫做正氮平衡。表明体内蛋
白质的合成量大于分解量。生长期的少年儿童、孕妇和恢复期的伤病员等均应保持适当的
正氮平衡，所以在这些人的饮食中，应该尽量多摄入一些含蛋白质丰富的食物。

3. 负氮平衡　摄入氮小于排出氮叫做负氮平衡，即摄入食物的氮量少于排泄物中的氮
量。表明体内蛋白质的合成量小于分解量。慢性消耗性疾病，组织创伤和饥饿等属于这种
情况。蛋白质摄入不足会导致身体消瘦，对疾病的抵抗力降低，患者的伤口难以愈合。当
摄入的氨基酸少于消耗的氨基酸时，机体将会出现如营养不良、腰酸背痛、头昏目眩、体弱
多病、代谢功能衰退等症状。负氮平衡应尽量避免。

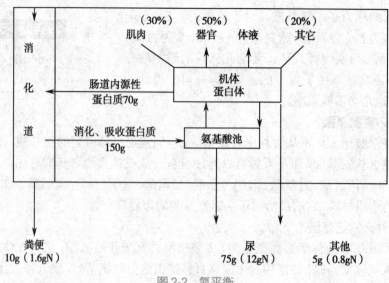

图 2-2 氮平衡

氮平衡受能量摄入量的影响，能量有节省蛋白质的作用。当能量供给量充裕时，出现正氮平衡；而当能量供给量不充裕时，出现负氮平衡。氮平衡还受生长激素、睾酮、皮质类固醇和甲状腺素等激素的影响。这些激素有促进蛋白质合成的作用，也有促进蛋白质分解、抑制合成的作用。

（二）氨基酸模式

为保证人体合理营养的需要，一方面要充分满足人体对必需氨基酸所需要的数量，另一方面还必须注意各种必需氨基酸之间的比例。某种蛋白质中各种必需氨基酸相互构成比例称为氨基酸模式。即根据蛋白质中必需氨基酸含量，以含量最少的色氨酸为 1，计算出的其他氨基酸的相应比值（表 2-1）。

考点提示

氨基酸模式

表 2-1　几种食物蛋白质和人体蛋白质氨基酸模式

氨基酸	全鸡蛋	牛奶	牛肉	大豆	面粉	大米	人体
异亮氨酸	3.2	3.4	4.4	4.3	3.8	4.0	4.0
亮氨酸	5.1	6.8	6.8	5.7	6.4	6.3	7.0
赖氨酸	4.1	5.6	7.2	4.9	1.8	2.3	5.5
蛋氨酸	3.4	2.4	3.2	1.2	2.8	2.8	2.3
苯丙氨酸	5.5	7.3	6.2	3.2	7.2	7.2	3.8
苏氨酸	2.8	3.1	3.6	2.8	2.5	2.5	2.9
缬氨酸	3.9	4.6	4.6	3.2	3.8	3.8	4.8
色氨酸	1.0	1.0	1.0	1.0	1.0	1.0	1.0

每日膳食中蛋白质的氨基酸模式与人体蛋白质的氨基酸模式越接近，就越能被机体充分利用，其营养价值也相对越高。当食物中任何一种必需氨基酸缺乏或过量，可造成体内氨基酸的不平衡，使其他氨基酸不能被利用，影响蛋白质的合成。

（三）限制氨基酸

有些食物蛋白质中虽然含有种类齐全的必需氨基酸，但是氨基酸模式和人体蛋白质氨基酸模式差异较大,影响食物蛋白质的吸收和利用。食物蛋白质中一种或几种必需氨基酸含量相对较低,导致其他的必需氨基酸在体内不能被充分利用而浪费,造成其蛋白质营养价值降低,这种含量相对较低的必需氨基酸称限制氨基酸。其中相对含量最低的氨基酸为第一限制氨基酸,余者以此类推。植物蛋白质中,赖氨酸、蛋氨酸、苏氨酸和色氨酸含量相对较低,为植物蛋白质的限制氨基酸。谷类食物的赖氨酸含量最低,为谷类食物的第一限制氨基酸,小麦、大麦、燕麦和大米中苏氨酸为第二限制氨基酸,而玉米中色氨酸为第二限制氨基酸;大豆、花生、牛奶、肉类相对不足的限制氨基酸为蛋氨酸,其次为苯丙氨酸。

(四)蛋白质的互补作用

两种或两种以上食物蛋白质混合食用时,其中所含的必需氨基酸间取长补短,相互补充,达到较好的比例,从而提高蛋白质的生物价(BV)作用,称为蛋白质互补作用。例如,玉米、小米和大豆混合食用,蛋白质的生物价将会提高。这是因为玉米、小米蛋白质中赖氨酸含量较低,蛋氨酸相对较高;而大豆中的蛋白质恰恰相反,混合食用时赖氨酸和蛋氨酸两者可相互补充;若在植物性食物的基础上再添加少量动物性食物,蛋白质的生物价还会提高,如面粉、大米、大豆、牛肉单独食用时,其蛋白质的生物价分别为67、57、64、76,若按39%、13%、22%、26%的比例混合食用,其蛋白质的生物价可提高到89,可见动、植物性混合食用比单纯植物混合还要好(表2-2)。

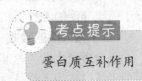

考点提示

蛋白质互补作用

表2-2　几种食物混合前后蛋白质的生物价(BV)比较

食物名称	单独食用BV	混合食用所占比例(%)			
小麦	67	37			39
大米	57	32	40		13
大豆	64	16	20		22
豌豆	48	15			
玉米	60		40		
牛肉	76				26
混合食用BV		74	73		89

为充分发挥食物蛋白质的互补作用,在调配膳食时,应遵循三个原则:①食物的生物学种属愈远愈好,如动物性和植物性食物之间的混合比单纯植物性食物之间混合要好。②搭配种类愈多愈好。③食用时间愈近愈好,同时食用最好,因为单个氨基酸在血液中的停留时间约4小时,然后到达组织器官,再合成组织器官的蛋白质,而合成组织器官蛋白质的氨基酸必须同时到达才能发挥互补作用。

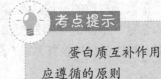

考点提示

蛋白质互补作用
应遵循的原则

四、蛋白质的消化、吸收与代谢

(一)蛋白质的消化

蛋白质未经消化不易吸收,有时某些抗原、毒素蛋白可少量通过黏膜细胞进入体内,会产生过敏、毒性反应。一般情况下,食物蛋白质水解成氨基酸及小肽后方能被吸收。由于唾液中不含水解蛋白质的酶,所以食物蛋白质的消化从胃开始,且主要在小肠。

1. 胃内消化　胃内消化蛋白质的酶是胃蛋白酶。胃蛋白酶是由胃黏膜主细胞合成并分泌的胃蛋白酶原经胃酸激活而生成的；胃蛋白酶也能再激活胃蛋白酶原生成新的胃蛋白酶。胃蛋白酶的最适宜作用的 pH 值为 1.5～2.5，对蛋白质肽键作用的特异性较差，主要水解芳香族氨基酸、蛋氨酸或亮氨酸等残基组成的肽键。胃蛋白酶对乳中的酪蛋白有凝乳作用，这对婴儿较为重要，因为乳液凝成乳块后在胃中停留时间延长，有利于充分消化。

2. 小肠内消化　食物在胃内停留时间较短，蛋白质在胃内消化很不完全，消化产物及未被消化的蛋白质在小肠内经胰液及小肠黏膜细胞分泌的多种蛋白酶及肽酶的共同作用，进一步水解为氨基酸。所以，小肠是蛋白质消化的主要部位。蛋白质在小肠内消化主要依赖于胰腺分泌的各种蛋白酶，如胰蛋白酶、氨基肽酶等。

（二）蛋白质的吸收

蛋白质经水解为氨基酸和肽，可被吸收的有游离氨基酸和 2～3 个氨基酸组成的小肽。大分子蛋白质的吸收是微量的，无任何营养学意义，但肠内细菌的毒素、食物抗原等可能会进入血液成为致病因子。

（三）蛋白质的代谢

蛋白质不断在体内分解成为含氮废物，随尿排出体外；同时蛋白质的合成也在体内不断进行，以补偿分解。蛋白质合成经转录、翻译两个步骤。蛋白质基本单位氨基酸的分解代谢最主要反应是脱氨基作用，产生氨，合成尿素，随尿排出体外。

五、膳食蛋白质营养价值评价

膳食蛋白质的营养价值在很大程度上取决于为机体合成含氮化合物所能提供必需氨基酸的量和模式。所有评定蛋白质质量的方法都是以此作为基础的。评价的方法有许多种，但任何一种方法都以一种现象作为评定指标，因而具有一定的局限性，所表示的营养价值也是相对的，因此具体评价一种食物或混合食物蛋白时，应该根据不同的方法综合考虑。

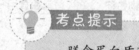

考点提示

膳食蛋白质营养价值评价

（一）蛋白质含量

蛋白质含量是食物蛋白质营养价值的基础。食物中蛋白质含量测定一般用凯氏定氮法。多数蛋白质的平均含氮量为 16%，用所测得的氮含量乘以系数 6.25（100/16）来表示蛋白质含量。不同的食物的蛋白质换算系数不同，准确计算时，应按各类食物的含氮量分别采用不同的蛋白质换算系数（表 2-3）。

表 2-3　常用食物蛋白质换算系数

食物	蛋白质换算系数	食物	蛋白质换算系数
全小麦	5.83	花生	5.46
大豆	5.71	蛋	6.25
玉米	6.25	肉	6.25
大米	5.95	奶	6.38

（二）蛋白质消化率

食物的蛋白质消化率是指食物蛋白受消化酶水解后吸收的程度。用吸收氮量和摄入氮量的比值表示：

$$蛋白质消化率(\%) = \frac{吸收氮量}{摄入氮量} \times 100\% = \frac{摄入氮量 - (粪氮 - 粪代谢氮)}{摄入氮量} \times 100\%$$

粪氮绝大部分是未消化吸收的食物氮，但其中有一部分来自脱落肠黏膜细胞、消化酶和肠道微生物。这部分氮称为粪代谢氮，可在受试者摄食无蛋白膳时，测得粪氮而知。蛋白质消化率又称为真消化率，如果粪代谢氮忽略不计，即为表观消化率。

表观消化率比真消化率低，对蛋白质营养价值的估计偏低，因此有较大的安全系数。此外，由于表观消化率的测定方法较为简便，故一般多采用。

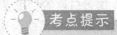

用一般烹调方法加工的食物蛋白的消化率为：奶类97%～98%、肉类92%～94%、蛋类98%、大米82%、土豆74%。植物性食物蛋白由于有纤维素包围，比动物性食物蛋白的消化率要低，但纤维素经加工软化破坏或除去后，植物蛋白的消化率可以提高。如大豆蛋白消化率为60%，加工成豆腐后，可提高到90%以上，豆浆为85%。

蛋白质的消化率除受食物蛋白质本身的性质及加工烹调的影响外，还受摄食者全身状态、消化功能、精神情绪、饮食习惯和心理因素等影响。

（三）蛋白质的生物学价值

蛋白质的生物学价值（BV）是评价蛋白质在体内利用程度的一种常用方法。生物学价值越高该蛋白质利用率越高。它是以食物蛋白质在体内吸收后被储留利用的氮量与被吸收氮量的比值表示，用以反映蛋白质在体内的利用程度，简称生物价。生物价值越高，表明其吸收后被机体利用的程度越高，最大值为100。计算公式如下：

$$生物价 = \frac{氮储留量}{氮吸收量} \times 100 = \frac{氮吸收量 - (尿量 - 尿内源性氮)}{摄入氮量 - (粪氮 - 粪代谢氮)} \times 100$$

各种食物的蛋白质生物学价值均不一样，一般动物性食物比植物性食物要高。如鸡蛋黄生物价96，牛肉生物价76，小米生物价57，玉米生物价60。

（四）蛋白质净利用率

蛋白质净利用率指膳食蛋白质摄入后被机体利用的程度，它包括被消化和利用两个方面，因此更全面、更准确。计算公式如下：

$$蛋白质净利用率 = 生物价 \times 消化率 = \frac{储留氮}{食物氮} \times 100$$

（五）蛋白质功效比值

蛋白质功效比值是用测定在生长发育期中的幼年动物在实验期间内，其体重增加和摄入蛋白质量的比值，即摄入单位重量蛋白质的体重增加数，可用来反映蛋白质的营养价值。计算公式如下：

$$蛋白质功效比值 = \frac{动物增加体重(g)}{摄入蛋白质(g)}$$

一般用雄性初断奶的大白鼠为实验对象，用含10%蛋白质的标准饲料喂养28天，然后计算相当于1g蛋白质所增加体重的克数来作为该种蛋白质功效比值。

（六）氨基酸评分

氨基酸评分（AAS）又称蛋白质化学分，是食物蛋白质中某种必需氨基酸含量与等量参

考蛋白质中该氨基酸含量的比值,计算公式如下:

$$氨基酸评分 = \frac{被测蛋白质每克氮(或蛋白质)中某种必需氨基酸量(mg)}{参考模式蛋白质每克氮(或蛋白质)中该氨基酸量(mg)} \times 100$$

参考蛋白质可采用 WHO 人体必需氨基酸模式。首先将被测食物蛋白质中必需氨基酸与参考蛋白质中的必需氨基酸进行比较,比值最低者,为限制氨基酸。由于限制氨基酸的存在,使食物蛋白质的利用受到限制。被测食物蛋白质的第一限制氨基酸与参考蛋白质中同种必需氨基酸的比值即为该蛋白质的氨基酸评分。

氨基酸评分的方法比较简单,但没有考虑食物蛋白质的消化率,若考虑其消化率则氨基酸评分更为客观合理;即经消化率修正的氨基酸评分。其计算公式如下:

$$经消化率修正的氨基酸评分(PCDAAS) = 氨基酸评分 \times 真消化率$$

六、蛋白质的参考摄入量和食物来源

(一)蛋白质的参考摄入量

理论上成人每天摄入 30g 蛋白质即可满足零氮平衡,但从安全性和消化吸收等因素考虑,成人按 0.8g/(kg·d)摄入蛋白质为宜。我国由于以植物性食物为主,所以成人蛋白质参考摄入量为 1.16g/(kg·d)。若按能量摄入量计算,蛋白质摄入量应占总能量摄入量的 10%~15%,儿童和青少年为 12%~15%。按每日蛋白质摄入量计算,男女分别为 65g/d、55g/d。中国营养学会推荐蛋白质摄入量(DRIS)见表 2-4。

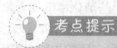

考点提示

蛋白质参考摄入量与食物来源

表2-4 中国居民膳食蛋白质参考摄入量(2013 年)

年龄(岁) 生理阶段	EAR(g/d)		RNI(g/d)	
	男	女	男	女
0~	-	-	9(AI)	9(AI)
0.5~	15	15	20	20
1~	20	20	25	25
2~	20	20	25	25
3~	25	25	30	30
4~	25	25	30	30
5~	25	25	30	30
6~	25	25	35	35
7~	30	30	40	40
8~	30	30	40	40
9~	40	40	45	45
10~	40	40	50	50
11~	50	45	60	55
14~	60	50	75	60
18~	60	50	65	55
50~	60	50	65	55
65~	60	50	65	55
80~	60	50	65	55

续表

| 年龄(岁) | EAR(g/d) | | RNI(g/d) | |
生理阶段	男	女	男	女
孕妇(早)	-	+0	-	+0
孕妇(中)	-	+10	-	+15
孕妇(晚)	-	+25	-	+30
乳母	-	+20	-	+25

注：未制定参考值者用"-"表示，"+"表示在同龄人群参考值基础上额外增加量。

(二)蛋白质的膳食来源

蛋白质广泛存在于动植物食物中。动物性食物，如肉、鱼、蛋、奶，蛋白质含量一般在10%～20%左右，均属于优质蛋白质。植物性蛋白质中，豆类的蛋白质含量较高，干豆类为20%～40%，且含有各种必需氨基酸，属于优质蛋白质，但含硫氨基酸含量略低；谷类蛋白质7.5%～15%，赖氨酸和色氨酸含量低，而含硫氨基酸含量较高，可与豆类互补。薯类1.1%～2.1%。蔬菜水果类极低。坚果类，如花生、核桃、葵花子等含蛋白质15%～25%，可作为蛋白质来源的一个很好补充。由此可见黄豆、花生、鱼、瘦猪肉都是很好的食物蛋白的来源；而选择大米作为膳食唯一的食物来源，其蛋白质显然不能满足人体蛋白质的需要量。我国的膳食以谷类为主食，植物性蛋白质是人们膳食蛋白质的主要来源。为改善膳食蛋白质质量，在膳食中应保证有一定数量的优质蛋白质。一般要求动物性蛋白质和大豆蛋白应占膳食总蛋白质量的30%～50%。

常见食物蛋白质含量见表2-5。

表2-5 常见食物蛋白质含量(g/100g)

食物名称	蛋白质	食物名称	蛋白质	食物名称	蛋白质
香肠	18	核桃	14.9	煎饼	7.6
火腿肠	14	花生	21.9	馒头	7.8
狗肉	16.8	豆腐	8.1	面筋	26.9
酱牛肉	31.4	牛奶	3	米饭	2.5
牛肉	18.1	牛奶粉	19	米粥	1.1
猪肉	19.3	鸡蛋	12.7	黄豆芽	4.5
鸡腿	16.4	鳊鱼	18.3	绿豆芽	2.1
鸭肉	15	草鱼	16.6	毛豆	13.1
芝麻	19.1	鲫鱼	17.1	豌豆	3.1
稻米(粳)	7.3	奶糖	2.5	饼干	8.5
玉米	8.8	巧克力	4.3	蛋糕	13
油菜	1.8	大白菜	1.7	韭菜	2.4
冬瓜	0.4	番茄	0.9	芹菜	0.8

第二节 脂 类

脂类是人体重要的营养物质，包括脂肪和类脂两大类，是一大类具有重要生物学作用的化合物。其共同特点是溶于有机溶剂而不溶于水。正常人体内按重量计算，脂类占14%～19%，肥胖者可高达30%以上。

一、脂类的分类及生理功能

（一）脂类的分类

1. 脂肪　脂肪又名甘油三酯或中性脂肪,是由一个分子的甘油和三个分子的脂肪酸组成的化合物。脂肪约占脂类95%,大部分分布在皮下、大网膜、肠系膜及肾周围等脂肪组织中,这些部位通常称脂库;但因易被氧化消耗掉,含量很不恒定,故有"可变脂"或"动脂"之称。动物的脂肪中,不饱和脂肪酸很少,植物油中则比较多。膳食中饱和脂肪太多会引起动脉粥样硬化,因为脂肪和胆固醇均会在血管内壁上沉积而形成斑块,妨碍血流,引发心脑血管疾病。

2. 类脂　类脂包括磷脂、糖脂和胆固醇及其甾类化合物三大类。①磷脂是含有磷酸的脂类,动物的脑、卵子和大豆的种子中,磷脂的含量较多。②糖脂是含有糖基的脂类,动物脑子、小麦、大米等食物中含量相对较多。③胆固醇及甾类化合物(类固醇)等物质主要包括胆固醇、胆酸、性激素及维生素D等。这些物质对于生物体维持正常的新陈代谢和生殖过程起着重要的调节作用。另外,胆固醇还是脂肪酸盐和维生素D_3以及类固醇激素等的合成原料,对于调节机体脂类物质的吸收,尤其是脂溶性维生素(A、D、E、K)的吸收以及钙、磷代谢等均起着重要作用。动物脑、蟹黄、蛋黄等食物中含量较多。这三大类类脂还是生物膜的重要组成成分,维持细胞正常结构与功能等。

（二）脂类的生理功能

1. 供给能量　一般合理膳食的总能量有20%～30%由脂肪提供。储存脂肪常处于分解(供能)与合成(储能)的动态平衡中。1g脂肪在体内氧化可产能37.56kJ,相当于9kcal的能量。

2. 构成机体成分　正常人按体重计算含脂类约14%～19%,胖人含30%以上。绝大部分是以甘油三酯形式储存于脂肪组织内。脂肪组织所含脂肪细胞,多分布于腹腔、皮下、肌纤维间。这一部分脂肪常称为储存脂肪,因受营养状况和机体活动的影响而增减,故又称之为可变脂。类脂包括磷脂和固醇类物质,是组织结构的组成成分,约占总脂的5%,这类脂类比较稳定不太受营养和机体活动状况影响故称为定脂。类脂包括磷脂和胆固醇,是所有生物膜的重要组成成分。生物膜按重量计,一般含蛋白质约20%,含磷脂50%～70%,含胆固醇20%～30%,糖脂和甘油三酯的含量甚低或无。

3. 供给必需脂肪酸　必需脂肪酸是磷脂的重要成分,而磷脂又是细胞膜的主要结构成分,故必需氨基酸与细胞的结构和功能密切相关;亚油酸是合成前列腺素的前体,前列腺素在体内有多种生理功能;必需脂肪酸还与胆固醇代谢有密切关系。必需脂肪酸缺乏,可引起生长迟缓、生殖障碍、皮肤受损(出现皮疹)等;另外,还可引起肝脏、肾脏、神经和视觉等多种疾病。

此外,脂肪还可提供脂溶性维生素并促进脂溶性维生素的吸收;保护脏器和维持体温;节约蛋白质;脂肪还可增加膳食的美味和增加饱腹感;脂肪具有内分泌作用,参与构成某些内分泌激素。

二、必需脂肪酸

脂肪酸是构成脂肪、磷脂及糖脂的基本物质,多数脂肪酸在人体内均能合成。必需脂肪酸是指机体内不能合成,但又是生命活动所必需,一定要由膳食供给的一些多不饱和脂

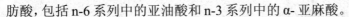

肪酸,包括 n-6 系列中的亚油酸和 n-3 系列中的 α- 亚麻酸。

必需脂肪酸在体内有多种生理功能,主要有如下几项。

1. 组织细胞的组成成分　对线粒体和细胞膜的结构特别重要。在体内参与磷脂合成,并以磷脂形式出现在线粒体和细胞膜中。缺乏时可致线粒体肿胀,细胞膜结构和功能改变,膜通透性和脆性增加,易于破裂造成溶血。

2. 参与脂质代谢　胆固醇与必需脂肪酸结合后,才能在体内转运进行正常代谢。如果缺乏必需脂肪酸,胆固醇就和一些饱和脂肪酸结合,不能在体内进行正常转运与代谢,并可能在血管壁沉积,发展成动脉粥样硬化。

3. 对 X 射线引起的皮肤损伤有保护作用　有充足的必需脂肪酸存在时,受损组织才能迅速修复。

4. 必需脂肪酸是合成前列腺素的前体　前列腺素是一组比较复杂的化合物,广泛存在于各组织中,具有广泛的生理作用。如能刺激子宫平滑肌收缩,帮助催娩和促使流产。它能抑制输卵管的蠕动,溶解黄体,使血黄体酮水平下降,具有抗生育作用。但它又能促使射精,延长精子的生命力和转移,促进精子和卵子的会合,帮助受孕。有的前列腺素使支气管平滑肌松弛,降低空气通路阻力,并能对抗支气管痉挛剂如组织胺和乙酰胆碱的刺激作用。

5. α- 亚麻酸与视力、脑发育和行为有关　α- 亚麻酸是眼睛的主要营养物质之一,眼底视网膜由感受弱光的视杆细胞和感受强光和色彩的视锥细胞组成,这两种细胞磷脂中的 α- 亚麻酸含量高达 50% 以上,α- 亚麻酸充足会使视网膜细胞柔软,视网膜的反射机能提高,眼睛明亮。α- 亚麻酸能有效促进大脑细胞及组织的正常发育、增加脑细胞代谢、促使脑细胞数目明显增多,直接修复受损脑细胞和促进其再生,防止脑细胞的衰老,能预防和辅助治疗老年性痴呆、脑中风后遗症、帕金森、脑瘫、智障、脑萎缩等疾病。

三、脂类的消化、吸收与转运

正常人一般每日从食物中消化的脂类,其中甘油三脂占到 90% 以上,除此以外还有少量的磷脂、胆固醇及其酯和一些游离脂肪酸。食物中的脂类在成人口腔和胃中不能被消化,这是由于口腔中没有消化脂类的酶,胃中虽有少量脂肪酶,但此酶只有在中性 pH 值时才有活性,因此在正常胃液中此酶几乎没有活性(但是婴儿时期,胃酸浓度低,胃中 pH 值接近中性,脂肪尤其是乳脂可被部分消化)。脂类的消化及吸收主要在小肠中进行,首先在小肠上段,通过小肠蠕动,由胆汁中的胆汁酸盐使食物脂类乳化,使不溶于水的脂类分散成水包油的小胶体颗粒,提高溶解度增加了酶与脂类的接触面积,有利于脂类的消化及吸收。食物中的脂肪乳化后,被胰脂肪酶催化,水解成脂肪酸和甘油一酯;食物中的胆固醇酯被胆固醇酯酶水解,生成胆固醇及脂肪酸。脂类的吸收主要在十二指肠下段。甘油及中短链脂肪酸无需混合微团协助,直接吸收入小肠黏膜细胞后,进而通过门静脉进入血液。长链脂肪酸及其它脂类消化产物随微团吸收入小肠黏膜细胞。长链脂肪酸在脂酰 CoA 合成酶催化下,生成脂酰 CoA,脂酰 CoA 可在转酰基酶作用下,将甘油一酯、溶血磷脂和胆固醇酯化生成相应的甘油三酯、磷脂和胆固醇酯。这些反应可看成脂类的改造过程,在小肠黏膜细胞中,生成的甘油三酯、磷脂、胆固醇酯及少量胆固醇,与细胞内合成的载脂蛋白构成乳糜微粒,通过淋巴最终进入血液,被其它细胞所利用。脂类的水解产物与胆汁中的胆盐形成水溶性微胶粒后,才能通过小肠黏膜表面的静水层而到达微绒毛上,结合载脂蛋白形成乳糜微粒经肠黏膜细胞吸收进入血循环。

四、脂类的参考摄入量和食物来源

（一）膳食脂肪的参考摄入量

根据目前的研究资料，尚难确定人体脂肪的最低摄入量。原因是脂肪的需要量易受饮食习惯、季节和气候的影响，变动范围较大，特别是脂肪在体内供能，也可由碳水化合物部分代替。一般成人每日膳食中有 50g 脂肪即能满足需要，亚油酸摄入量占总能量的

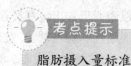

考点提示

脂肪摄入量标准

2.4%，α- 亚麻酸摄入量占总能量的 0.5%～1%，即可预防必需脂肪酸缺乏症。中国营养学会推荐摄入量（RNI）成年人脂肪的摄入量占总能量比为 20%～30%（表 2-6）。其中饱和脂肪酸、单不饱和脂肪酸、多不饱和脂肪酸之比以 1：1：1 为宜，胆固醇的摄入量不超过 300mg/d（表 2-7）。

表2-6　中国居民膳食碳水化合物、脂肪酸参考摄入量（2013 年）

年龄（岁） 生理阶段	总碳水化合物（g/d） EAR	亚油酸（%E） AI	α- 亚麻酸（%E） AI	EPA+DHA（g/d） AI
0～	65（AI）	7.3（0.15g[a]）	0.87	0.10[b]
0.5～	80（AI）	6.0	0.66	0.10[b]
1～	120	4.0	0.60	0.10[b]
4～	120	4.0	0.60	-
7～	120	4.0	0.60	-
11～	150	4.0	0.60	-
14～	150	4.0	0.60	-
18～	120	4.0	0.60	-
50～	120	4.0	0.60	-
65～	-	4.0	0.60	-
80～	-	4.0	0.60	-
孕妇（早）	130	4.0	0.60	0.25（0.20[b]）
孕妇（中）	130	4.0	0.60	0.25（0.20[b]）
孕妇（晚）	130	4.0	0.60	0.25（0.20[b]）
乳母	160	4.0	0.60	0.25（0.20[b]）

未制定参考值者用"-"，%E 为占能量的百分比，[a] 为花生四烯酸，[b] 为 DHA

表2-7　中国成人膳食脂肪适宜摄入量（AI）

（脂肪能量占总能量的百分比，%）

年龄	脂肪	SFA	MUFA	PUFA	n-6：n-3	胆固醇（mg）
成人	20～30	<10	10	10	（4～6）：1	<300

（二）脂类的膳食来源

无论是动物性或是植物性食物都含有脂肪，但含量多少不尽相同。谷类食物脂肪含量比较少，约含 0.3%～3.2%。但玉米和小米可达 4%，而且大部分的脂肪是集中在谷胚中。例如，小麦粒的脂肪含量约为 1.5%，而小麦的谷胚中则含 14%。一些油料植物种籽、坚果及黄豆中的脂肪含量很丰富，所以在脂肪的供应中，要求植物来源的脂肪不低于总量的 50%。通常所用的食用植物油有豆油、花生油、菜籽油、芝麻油、棉籽油、茶籽油、葵花子油、米糠油及玉米油等。除椰子油外，其他植物油中饱和脂肪酸含量少，多不饱和脂肪酸含量高。

第三节 碳水化合物

碳水化合物是一类由碳、氢、氧三种元素构成的有机物,其化学本质为多羟醛或多羟酮及其一些衍生物。分子中含碳原子,且氢、氧比例为 2:1,与水相同,故称为碳水化合物。因其大多有甜味,又称为糖类。

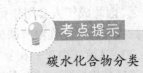

考点提示

碳水化合物分类

一、碳水化合物的分类与生理功能

(一)碳水化合物的分类

在营养学中,碳水化合物一般被分为四类:单糖、双糖、寡糖和多糖。

1. 单糖 是所有碳水化合物的基本结构单位,其碳原子数为 3～6 个。食物中的单糖主要是葡萄糖、果糖和半乳糖。单糖有甜味,易溶于水,具结晶性和旋光性。

(1)葡萄糖:是构成食物中各种糖类的最基本的单位,一般以游离状态存在于葡萄、柿子、香蕉等水果中,是机体吸收利用最好的糖。有些糖类完全由葡萄糖构成,如淀粉。葡萄糖有 D 型和 L 型,人体只能利用 D 型而不能利用 L 型,故可将 L 型葡萄糖做成甜味剂,既可增加甜味又不增加能量摄取。葡萄糖可直接食用,也可通过静脉注射进入体内,满足迅速产能的需要。

(2)果糖:主要存在于蜂蜜中(37%～40%),人工制作的玉米糖浆中含量可高达 40%～90%,葡萄、苹果等水果中含量也较丰富,它在天然单糖中最甜。由于口味好,有特殊香味,吸湿性强,果糖是饮料、蜜饯类食品、冷冻食品和一些需保湿的糕点糖果等加工的重要原料。

果糖在体内的代谢过程不受胰岛素控制,故适用于糖尿病病人使用。果糖一次食用不宜过多,否则容易导致肠内渗透压升高而引起腹泻。因而有人认为果糖有防治便秘的作用。轻度便秘者可采用口服蜂蜜法进行食疗。

(3)半乳糖:是乳糖的重要组成成分,在食品中很少以单糖形式存在,在人体中也是先转化成葡萄糖后才能利用,母乳中的半乳糖是在人体内重新合成的,并非由食物中直接获得。

(4)其他单糖:除上述三种重要的单糖外,食物中还存在少量的戊糖,如核糖和脱氧核糖、木糖和阿拉伯糖,前者人体可以合成,后者主要存在于根茎类蔬菜和水果中,另外在水果和蔬菜中,还存在一些糖醇类物质,这些糖醇类物质常用于食品工业中,临床上也有应用,主要有山梨醇、甘露醇、木糖醇和麦芽醇等。

2. 双糖 由两分子单糖聚合而成。天然食物中的双糖主要有蔗糖、麦芽糖和乳糖等。另外在真菌、细菌和食用蕈中,存在一种双糖称为海藻糖。

(1)蔗糖:俗称食糖,由一分子葡萄糖和一分子果糖以 α-1,2 糖苷键连接而成,有白糖、红糖和冰糖三种形式,广泛分布于植物界,在蜂蜜、甜菜、甘蔗中含量丰富。蔗糖是食品工业中重要的甜味剂,但多食会转化成脂肪造成肥胖,夜间多食者,尤其不注意口腔卫生会引发龋齿。

(2)麦芽糖:由两分子葡萄糖以 α-1,4 糖苷键连接而成,仅存在于植物中。粮谷类发芽的种子中含量多,尤以大麦芽含量高。

（3）乳糖：由一分子的葡萄糖和一分子的半乳糖以 β-1，4 糖苷键连接而成，主要存在于乳汁及乳制品中。乳糖约占鲜奶的 5%～8%。乳糖不被酵母分解，但可被乳酸菌发酵成乳酸。乳糖是婴儿食用的主要糖类，但随年龄增长，肠道内分解乳糖的酶活性急剧降低，甚至缺乏，因此成年人食用牛奶容易引起乳糖不耐症，出现恶心、腹胀、腹泻及其他消化不良症状。我国成人中乳糖酶缺失比例高达 60% 以上，故更适合饮用酸奶。

3. 寡糖 由 3～10 个单糖构成的一类小分子多糖。常见的寡糖是存在于豆类食品中的水苏糖和棉籽糖。这两种糖均不能被消化酶分解，但可在大肠中被细菌分解，造成胀气，故在食用豆制品时应进行适当加工，以减少其不良影响。寡糖可被肠道有益菌，如双歧杆菌所利用，促进这类菌群的增加，但不可过多食用。

4. 多糖 由 10 个以上单糖分子脱水缩合而成的大分子化合物。多糖在理化性质上与前三类不同，一般不溶于水，无甜味，无还原性，有旋光性，可在酶或酸的作用下水解成单糖。营养学上具有重要意义的有三种，即糖原、淀粉和纤维。糖原、淀粉可被消化，而纤维则不被人体消化吸收，故又被分别称为可消化多糖和不可被消化多糖。

（1）糖原：又称为动物淀粉，是动物体内葡萄糖的储存形式，由肝脏和肌肉合成并储存。肝脏中的糖原称为肝糖原，主要发挥平衡血糖和解毒的作用；肌肉中的糖原称为肌糖原，主要提供人体运动时所需能量，特别是高强度和持久运动时的能量需要。食物中糖原含量很少。

（2）淀粉：由大量葡萄糖聚合而成，广泛存在于植物中，粮谷类（如稻米、麦子、玉米、小米、高粱等）种子，植物的块状根茎（如马铃薯、红薯等）以及豆类（如红豆、豌豆等）和坚果类（如板栗等）的果实中含量丰富。据其结构可分为直链淀粉和支链淀粉，前者易溶于水，后者不溶于水。不同食物中两种淀粉的含量不同，一般食物中支链淀粉含量高，但糯米除外。食物中直链淀粉含量越高，其粘性越大，口感越好。

（3）膳食纤维：指存在于食物中不能被人体消化吸收的多糖。由于其生理意义与其他糖类物质有较大的区别，随着人们对其认识的不断深入，近年来，膳食纤维越来越受到人们的关注。其生理功能有①有利于食物消化：膳食纤维能增加食物在口腔内的咀嚼时间，促进肠道消化酶分泌，同时加快肠道内容物的排泄，有利于食物的消化吸收。②增加饱腹感，防止能量过剩：膳食纤维的吸水、持水能力，可增加胃内容物的容积，进而增加人的饱腹感，从而减少摄食量，有利于控制体重。③降低血胆固醇：膳食纤维能够吸附胆固醇，阻碍机体对胆固醇的吸收，有降脂作用，能够预防高血脂、高血压的发生。④预防胆石症：当胆汁内胆固醇含量过度饱和，导致胆汁酸与胆固醇失去平衡时，会析出小的胆固醇结晶而形成胆石。膳食纤维能够降低胆汁和胆固醇浓度，进而减少胆石症的发生。⑤减少有害重金属的吸收：对于有重金属污染的食物来说，膳食纤维具有积极的意义。有些蔬菜，由于生长特性，是成熟蔬菜中重金属含量比较高，但同时蔬菜中膳食纤维含量较高，因此进食后，膳食纤维能够吸附重金属，从而减少和预防了有害重金属对人体的毒害作用。⑥改善肠道菌群：膳食纤维通过促使益生菌繁殖，抑制有害菌生长，减少具有致癌性的代谢物质的产生。同时，膳食纤维还通过其吸水性扩大粪便体积，缩短粪便在肠道内停留时间，从而防止致癌物质与肠黏膜接触时间，减少肠道发生癌变的可能性。

> **考点提示**
>
> 膳食纤维的生理功能

（二）碳水化合物的生理功能

人体内碳水化合物的功能与其在体内的存在形式有关。碳水化合物在体内存在形式主要有三种：葡萄糖、糖原和含糖复合物。

1. **储存和提供能量**　体内碳水化合物主要用于供应能量，葡萄糖是体内的直接供能物。体内碳水化合物是以糖原的形式储存的，主要在肌肉和肝脏内，但这种储存只能维持几个小时，必须从食物中不断补充。肌肉中的糖原只供本身的能量需要；肝脏中的肝糖原在机体需要时，会迅速分解成葡萄糖进入血液，为红细胞、神经组织、大脑等供能。

2. **机体的重要组成物质**　如同蛋白质和脂类一样，体内碳水化合物也是机体的重要组成物质。它往往与蛋白质或脂类形成复合结构，参与机体构成。如构成细胞膜的糖蛋白、构成结缔组织的黏蛋白、构成神经组织的糖脂以及构成 DNA 的脱氧核糖和 RNA 的核糖。

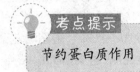

3. **参与机体某些营养素的正常代谢**　膳食中的蛋白质被摄取后以氨基酸的形式吸收，这一过程需要能量，如果碳水化合物供应不足，能量不能满足机体需要，会有部分氨基酸分解来供能，这对机体来说不合理也是有害的，如果碳水化合物供应充足，则可以节约这部分蛋白质的消耗，这种作用被称为碳水化合物对蛋白质的节约作用。因此通过节食来减肥的危害与此有关。

脂肪在体内代谢也需要碳水化合物的参与。脂肪在体内代谢产生的乙酰辅酶 A 必须与草酰乙酸结合进入三羧酸循环中才能被彻底氧化产生能量，而草酰乙酸是由葡萄糖代谢产生，如果碳水化合物摄取不足，脂肪氧化不全而产生过量酮体，引起酮血症。因而足量碳水化合物具有抗生酮作用。

4. **解毒及保护肝脏作用**　进入肝脏的有毒物质，如细菌毒素可与肝内的葡萄糖醛酸结合，降毒后排出，故碳水化合物具有解毒和保护肝脏的作用。

二、碳水化合物的消化、吸收

（一）碳水化合物的消化

碳水化合物的消化自口腔开始。口腔分泌的唾液中含有 α- 淀粉酶，又称唾液淀粉酶，唾液中还含此酶的激活剂氯离子，而且还具有此酶最合适 pH6～7 的环境。水解后的产物可有葡萄糖、麦芽糖、异麦芽糖、麦芽寡糖以及糊精等的混合物。当碳水化合物被吞咽而进入胃后，由于胃液不含任何能水解碳水化合物的酶，故碳水化合物在胃中几乎没有什么消化。碳水化合物的消化主要是在小肠中进行。极少部分非淀粉多糖可在结肠内通过发酵消化。

（二）碳水化合物的吸收

碳水化合物经过消化变成单糖后才能被细胞吸收。糖吸收的主要部位是在小肠的空肠。单糖首先进入肠黏膜上皮细胞，再进入小肠壁的毛细血管，并汇合于门静脉而进入肝脏，最后进入大循环，运送到全身各个器官。在吸收过程中也可能有少量单糖经淋巴系统而进入大循环。

单糖的吸收过程不单是被动扩散吸收，而是一种耗能的主动吸收。目前普遍认为，在肠黏膜上皮细胞刷状缘上有一特异的运糖载体蛋白，不同的载体蛋白对各种单糖的结合能力不同，有的单糖甚至完全不能与之结合，故各种单糖的相对吸收速率也就各异。

三、碳水化合物的参考摄入量和食物来源

膳食中的蛋白质、脂肪和碳水化合物三者都是提供能量的营养素，但以蛋白质作为供

能物质对机体而言极为浪费，而且还会增加肝脏和肾脏的负担。故机体能量来源主要依靠脂肪和碳水化合物，但由于脂肪摄取过量会因氧化不全而产生过量酮体，不利于机体，因而膳食中碳水化合物供能比例远大于其他两种供能营养素。

1. 参考摄入量 碳水化合物是人类最容易获得的能源物质。但参考摄入量并无具体数值，其摄入量应根据人体的能量需要，结合经济水平和饮食习惯来确定。中国营养学会推荐，我国成人每日碳水化合物摄入量应满足其产能量占人体每日能量总需求的50%~65%。过多则容易引起肥胖，过少则会造成能量不足，甚至造成疾病发生。

2. 食物来源 碳水化合物的食物来源较为丰富，主要来源于植物性食物，如粮谷类（60%~80%）、根茎类蔬菜、薯类（15%~29%）、豆类（40%~60%）；单糖和双糖的来源主要是蔗糖、糖果、甜食、糕点、甜味水果、含糖饮料和蜂蜜等。

第四节 矿 物 质

 案例

患者，女，66岁。10年前开始双膝、踝关节疼痛，以活动开始时明显，稍活动后缓解，持续长时间活动又加重，需要休息一段时间后才能再行走，不伴发热、晨僵和皮疹，用"止痛药物"后症状稍有缓解。7年前先后出现右膝和左膝关节肿胀，无局部发热和发红，持续2周后经"小针刀疗法"肿胀消失。5年前发现有"全身骨质疏松"，出现双下肢活动后乏力，上下楼、下蹲和蹲位站立困难，3年前开始出现双手颤抖，以紧张时明显，症状逐渐加重。近1年体重下降8公斤。5天前因"双膝关节痛伴双下肢抽筋1年"入院检查：血钾降低（3.16mmol/L），血氯偏高（115.9mmol/L），碱性磷酸酶升高（367IU/L），尿pH值为7.0，查颅骨、腰椎及骨盆、手等诸骨X线片：骨密度降低，广泛骨小梁模糊，呈毛玻璃样改变，骨皮质变薄，边缘模糊，膝关节有间隙变窄，踝间棘变尖，边缘有骨刺形成。骨密度扫描提示有骨质密度降低。

请问：1. 该患者最有可能缺乏哪些营养素？

2. 如何从饮食上给予患者膳食指导？

一、概述

矿物质又称无机盐，是人体必需的营养素之一。矿物质是构成人体组织和维持正常生理功能必需的各种元素的总称。人体中除了碳、氧、氢、氮等主要以有机物形式存在，其余60多种元素统称为矿物质。人体内矿物质的总重量虽然只占人体总体重的4%，但却是人体必需的一类重要营养素。矿物质不能在人体内合成，在人体新陈代谢过程中，各种矿物质每天都会通过粪、尿、汗、头发、指甲、皮屑等途径排出一部分，因此必须通过膳食补充。

按照化学元素在机体内的含量多少，可将矿物质分为常量元素和微量元素两大类。钙、镁、钾、钠、磷、硫、氯7种元素含量较多，约占矿物质总量的60%~80%，被称之为常量元素；其他元素如铁、铜、碘、锌、硒、锰、钼、钴、铬、氟、硼、钒、硅、镍等，在机体内含量少于0.01%，被称之为微量元素。

根据我国居民的饮食习惯，比较容易缺乏的元素是钙、铁和锌。在某些局部地区，由于土壤和饮水中严重缺乏碘或硒，也会造成诸如碘缺乏病、克山病等地方病。

二、钙

钙是构成人体牙齿和骨骼的主要成分。成年人体内含钙总量约为 1000g～1200g，其中 99% 的钙集中在牙齿和骨骼中，以矿物质形式存在；其他 1% 的钙存在于混溶钙池（细胞外液、软组织和血液）中，以游离或结合形式存在，混溶钙池与骨骼中的钙维持着动态平衡。

1. 生理功能

（1）钙是构成骨骼和牙齿的主要成分。

（2）钙是多种酶的激活剂。

（3）钙参与神经肌肉的应激性。当血浆钙离子浓度明显下降时，可引起手足抽搐和惊厥；当血浆钙离子浓度过高时，则可引起心脏和呼吸衰竭。

（4）钙能降低毛细血管和细胞膜的通透性，从而调节液体通过细胞膜。

（5）钙参与凝血过程。如果血钙浓度太低，人体出血后将不易凝结而大量失血，会引起一系列不良后果，甚至危及生命。

（6）钙参与细胞内信息的传递。其浓度的变化可以激活细胞内的钙调蛋白，从而引起细胞内的生理效应，实现细胞内的信息传递。

2. 钙缺乏　我国居民膳食结构营养调查显示，钙的摄入量普遍偏低，仅仅达到推荐摄入量的 50% 左右。钙缺乏症是我国居民较为常见的营养性疾病，主要表现为儿童期的佝偻病、成年人的骨质增生症、老年人的骨质疏松症等。

考点提示

钙的缺乏症

3. 影响吸收因素　我国居民膳食以粮食和蔬菜为主，较容易缺钙。从营养学角度分析，造成人体缺钙的原因如下：一是日常膳食摄入含钙的食物不足；二是在不同生命周期，机体对钙需求量增加而膳食供给不足；三是存在某些影响钙吸收的不利因素。

多种因素影响钙在消化道内的吸收，如年龄、机体需要量、某些药物、膳食成分等。

（1）机体对钙的需要量：生命周期不同阶段对钙的需求量和吸收情况不同，如婴幼儿期、孕妇和哺乳期妇女对钙的需求量大，此时钙在机体的吸收率较高。

考点提示

影响钙吸收因素

（2）膳食中的钙磷比例：膳食中的钙磷比例对比研究发现，钙磷比例为 1～2:1，即钙略高于磷时，对钙的吸收有利；膳食中钙磷比值超过 1:3 即高磷膳食，钙的吸收率会下降。例如：母乳中的钙磷比例为 2:1，钙容易被吸收；牛奶中的钙磷比值为 1.27～1.36:1，钙的吸收稍差，但相对于其他食物要高。

（3）食物的成分：食物中乳糖经肠道菌发酵产酸，降低肠内 pH，与钙形成乳酸钙复合物可增强钙的吸收；蛋白质消化过程中产生的某些氨基酸，如赖氨酸、色氨酸等可与钙形成可溶性钙盐，促进钙的吸收；一些抗生素，如青霉素、氯霉素、新霉素有利于钙的吸收。与此同时，膳食中还含有很多不利于钙吸收的因素，如植酸盐、草酸盐、纤维素等能和钙形成不溶解的化合物，减少钙的吸收；脂肪中的脂肪酸与钙可形成不溶性钙皂，降低钙吸收。

（4）维生素 D：维生素 D 是影响钙吸收最重要的因素之一，维生素 D 可诱导钙结合蛋白的合成，促进小肠对钙的吸收，在促进钙吸收同时，也促进磷的吸收。

（5）年龄因素：钙的吸收率随着年龄增加而减少。婴幼儿时期钙吸收率高达 60%，年轻人吸收率约25%,成年人约20%,老年人钙吸收率仅有15%,更应多补充钙。

（6）不同生活方式和运动：不良生活方式,如酗酒、抽烟均可降低机体对钙的吸收。加强体育锻炼则有利于钙的吸收,可促进骨骼中钙质储备。

4. 食物来源和参考摄入量

（1）钙的食物来源：以奶和奶制品为最佳,因为奶及其制品中富含钙,而且人体对其吸收率高。另外,芝麻酱中含钙1170mg/100g,虾皮中含钙991mg/100g,是钙较为经济的来源。常见食物含钙量如表2-8所示。

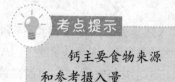

考点提示

钙主要食物来源和参考摄入量

表2-8 常见食物含钙量（mg/100g）

食物名称	钙含量	食物名称	钙含量	食物名称	钙含量
牛奶	104	石螺	2458	小黄鱼	385
酸奶	118	麸皮	206	猪肉（瘦）	6
奶酪	799	芝麻酱	1170	海带（干）	348
鸡蛋黄	112	黑豆	224	黄豆	191
虾皮	991	苋菜	178	豆腐	164
虾米	555	黄花菜	301	茴香	154
海蟹	208	大白菜	45	雪里蕻	230
田螺	1030	芥菜	294	空心菜	99

（2）钙的参考摄入量：人体处于不同的生理条件下,对钙的需求量会出现较大的变化,如婴幼儿、儿童、青春期、孕妇、乳母的需要量要增加；长期矿井下作业人员由于光照不足造成皮肤内转化的维生素D较少,钙的吸收差；高温作业人员钙的排出量增加,要增加钙的摄入量。《中国居民膳食营养素参考摄入量》(2013)提出,成人推荐摄入量（RNI）为每日800mg,可耐受最高摄入量（UL）为每日2000mg。

三、铁

铁是人体所需的重要微量元素之一,人体内铁含量约4～5g,其中60%～75%的铁存在于血红蛋白,3%存在于肌红蛋白,1%在含铁酶类（如细胞色素氧化酶、过氧化物酶等）、辅助因子及运铁载体中,其余25%～30%的铁以铁蛋白和含铁血黄素的形式存于肝脏、脾脏和骨髓里。人体没有游离铁离子,铁元素都以与蛋白质的结合形式存在。

1. 生理功能

（1）参与氧气和二氧化碳运输：铁是血红蛋白的重要组成部分,血红蛋白的功能是向细胞输送氧气,并将二氧化碳带出细胞。

考点提示

铁的生理功能

（2）维持正常造血功能：红细胞中约含机体总铁量的2/3。铁与红细胞的形成和成熟有密切关系,缺铁会导致新生红细胞中血红蛋白量不足。

（3）参与氧转运和存储：铁是肌红蛋白的原料,肌红蛋白是由一个血红素和一个球蛋白组成,仅存在于肌肉组织内,其基本功能是在肌肉组织中转运和存储氧。

（4）增强机体免疫力：铁可以增强机体的免疫力,增加中性白细胞和吞噬细胞的吞噬功能,同时也增强机体的抗感染能力。

（5）其他作用：铁元素催化促进 β- 胡萝卜素转化为维生素 A，参与嘌呤与胶原的合成、抗体的产生、脂类从血液中转运以及药物在肝脏的解毒等；铁还与许多酶的活性有关，参与组织细胞的生物氧化过程。

2. 缺乏与过量　铁在食物中吸收率不高，易引起缺铁性贫血。缺铁性贫血是发展中国家人群容易发生的营养性问题。

（1）铁缺乏：导致铁缺乏的主要原因包括：①机体需要量增加，如婴幼儿、孕妇、乳母是主要的缺铁人群。②膳食摄入不足，如长期素食、挑食、偏食。③患有痔疮、消化道溃疡、肠道寄生虫病等疾病，以及月经过多，导致失血性贫血。

体内缺铁时，引起含铁酶减少或者铁依赖酶活性降低，导致细胞呼吸障碍，进而影响组织器官功能，将引发缺铁性贫血。轻度贫血患者症状不明显；较重患者，皮肤与黏膜苍白，稍微活动便心跳、气急，并伴随头晕、眼花、耳鸣、记忆力差、四肢无力、食欲减退等症状；重度贫血可造成贫血性心脏病。缺铁性贫血是营养性贫血的一种，主要在幼儿、儿童、妇女、乳母中发病率较高。

（2）铁过量：当人体摄入过量的铁会导致铁中毒。急性中毒多见于误服过量铁剂，多见于儿童，主要症状为消化道出血，且病死率很高。慢性铁中毒可发生于消化道吸收过多的铁和肠道外输入过多的铁。铁过量主要损害肝脏。可致肝纤维化、肝硬化、肝细胞瘤。

3. 影响吸收因素　食物中的铁主要是三价铁，须在胃中经过胃酸的作用使之游离，并还原成二价铁后才能被肠黏膜吸收。膳食中铁的吸收率平均约为 10%，但各种食物间差异较大，动物性食品铁的吸收率一般高于植物性食品。食物中的铁可分为血红素铁和非血红素铁两类，它们以不同的机制被吸收。血红素铁主要存在于动物性食物，是与血红蛋白及肌红蛋白的原卟啉结合的铁，其吸收率较非血红素铁高，血红素铁的吸收过程不受其它膳食因素的干扰，吸收率一般是 25%。另一类是非血红素铁，主要存在于植物性食物中，吸收率很低。

（1）有利于铁吸收的因素：某些氨基酸（如胱氨酸、赖氨酸、组氨酸等）、维生素 C、乳糖等可促进铁的吸收；由于生长发育、月经、妊娠等因素，机体对铁的生理需要量增加也可促进铁的吸收。

（2）不利于铁吸收的因素：体内过多钙、鞣酸、草酸、植酸、磷酸盐、膳食纤维、碱性药物等，会影响铁的吸收。

4. 食物来源和参考摄入量

（1）铁的食物来源：铁广泛分布于各种食物中，但分布不均衡，吸收率相差极大，一般动物性食物含铁量和铁的吸收率较高。其中以肝脏、瘦肉、蛋黄、鱼类及其他水产品含铁量较高；植物性食物中含铁量较高的有口蘑、干制黑木耳、干制紫菜等。常见食物含铁见表 2-9。

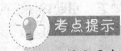

考点提示

铁主要食物来源和参考摄入量

表2-9　常见食物含铁量（mg/100g）

食物名称	铁含量	食物名称	铁含量	食物名称	铁含量
猪肝	22.6	鸡蛋黄	6.5	西瓜子（炒）	8.2
猪脾	11.3	田螺	19.7	木耳（干）	97.4
松蘑（干）	86	河蚌	26.6	鸡蛋黄	6.5

续表

食物名称	铁含量	食物名称	铁含量	食物名称	铁含量
鸡血	25	蛏子	33.6	艾蒿	7.7
鸭血	30.5	芝麻酱	50.3	洋姜	7.2
鸭肝	23.1	黄豆	8.2	扁豆	19.2
鸡肝	12.0	黑豆	7	黄花菜	8.1

（2）铁的参考摄入量：《中国居民膳食营养素参考摄入量》（2013）提出，成人铁的推荐摄入量（RNI）男子为每日12mg，女子为每日20mg；可耐受最高摄入量（UL）男女均为每日42mg。

四、锌

锌是人体必需的微量元素之一，主要存在于肝、肾、肌肉、视网膜和前列腺中，人体内含锌量约2g~2.5g。

1. 生理功能　锌对生长发育、智力发育、免疫功能、物质代谢和生殖功能等均具有重要作用。

（1）参与人体内金属酶的组成：锌是人机体中200多种酶的组成部分，如超氧化物歧化酶、苹果酸脱氢酶、碱性磷酸酶等都是含锌酶，在组织呼吸以及蛋白质、脂肪、糖和核酸等的代谢中有重要作用。

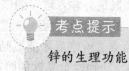

考点提示
锌的生理功能

（2）促进机体的生长发育和组织再生：锌是调节基因表达即调节DNA复制、转译和转录的DNA聚合酶的必需组成部分。锌不仅对于蛋白质和核酸的合成，而且对于细胞的生长、分裂和分化的各个过程都是必需的。锌参与促黄体激素、促卵泡激素、促性腺激素等有关内分泌激素的代谢，对胎儿生长发育、促进性器官和功能发育均具有重要调节作用。

（3）其他功能：锌还与大脑发育与智力有关；能促进淋巴细胞活力，调节机体免疫力作用；维持细胞膜结构。

此外，锌与唾液蛋白结合成味觉素，可增进食欲，缺锌可影响味觉和食欲，甚至发生异食癖；锌对皮肤和视力具有保护作用，缺锌可引起皮肤粗糙和上皮角化。

2. 锌缺乏　引起锌缺乏的主要因素有：①膳食摄入不均衡，如挑食、偏食，长期素食等。②机体需要量增加，如孕妇、乳母和婴幼儿对锌的需求增加，易导致锌的摄入相对不足。③腹泻、急性感染、肾病、糖尿病、创伤及某些利尿药可增加锌的排出。

锌缺乏的主要症状有：食欲减退、免疫力减退、生长迟缓、性发育障碍、味觉异常、伤口愈合慢、毛发色素变淡、指甲有血斑，腹泻和眼科疾病等。

3. 食物来源和参考摄入量

（1）锌的食物来源：锌的主要来源是动物性食品，如猪肉、牛肉、羊肉、鱼、其他海产品；豆类、小麦含锌也较丰富；蔬菜和水果含锌量较低。

考点提示
锌主要食物来源和参考摄入量

（2）锌的参考摄入量：《中国居民膳食营养素参考摄入量》（2013）提出，成年男子的推荐摄入量（RNI）为每日12.5mg，女子为每日7.5mg；可耐受最高摄入量(UL)男女均为每日40mg。

五、碘

人体碘含量约 20～50mg,体内 70%～80% 的碘存在于甲状腺组织中,其余分布在骨骼肌、肺、卵巢、肾脏、淋巴结、肝脏、睾丸和脑组织中。碘在人体含量虽少,却是人体必需的微量营养元素之一。

1. 生理功能　碘在人体内主要参与甲状腺素的生成,其生理功能也通过甲状腺素的生理作用体现。甲状腺素是人体重要的激素,具体生理功能如下:

考点提示

碘的生理功能

(1)参与能量代谢:在蛋白质、脂肪与碳水化合物的代谢中,碘促进生物氧化,参与磷酸化过程;促进分解代谢、能量转换、增加氧耗量、加强产热作用,这些均在心、肝、肾及骨骼肌中进行,而对脑的作用不明显;碘参与维持与调节体温,保持正常的新陈代谢和生命活动。

(2)促进代谢和体格生长发育:所有哺乳类动物都必须有甲状腺素,即需要碘维持其细胞的分化与生长。儿童发育期的身高、体重和性发育都必须有甲状腺激素的参与,此时期碘缺乏可致儿童生长发育受阻。研究表明,甲状腺激素促进 DNA 及蛋白质合成,并有活化许多重要酶的作用,包括细胞色素酶系、琥珀酸氧化酶等 100 多种,对生物氧化和代谢都有促进作用。

(3)促进神经系统发育:在脑发育阶段,神经元的迁移及分化,神经突起的分化和发育,尤其是树突、树突棘、触突、神经微管以及神经元联系的建立,髓鞘的形成和发育都需要甲状腺激素参与。

(4)促进维生素的吸收和利用:包括促进尼克酸的吸收利用及 β- 胡萝卜素向维生素 A 的转化。

2. 缺乏与过量

(1)碘缺乏:碘缺乏的原因主要有两个方面:一是长期摄入不足,二是长期摄入含抗甲状腺素因子的食物,如十字花科植物中的萝卜、甘蓝、菜花等,可干扰甲状腺对碘的吸收利用。

机体因为缺碘而导致的一系列障碍称之为碘缺乏症。成人缺碘可引发甲状腺肿,胎儿期和新生儿期缺碘可引起呆小病。由于这些病具有地区性特点(多流行于山区和半山区),称为地方性甲状腺肿和地方性呆小病。地方性甲状腺肿,民间称"大脖子病",其症状除甲状腺肿大外,还有心慌、气短、头疼、眩晕;劳动时症状加重。严重时,全身黏液性水肿;这种病还有遗传倾向,妇女严重碘缺乏所生下一代,常患有呆小病,呆小病患者生长迟缓,发育不全,智力低下,聋哑痴呆。

(2)碘过量:摄入过量的碘会引起中毒和发育不良,对婴儿影响较明显。临床资料显示:长期摄入过量碘,可引发急性甲亢、甲状腺肿,严重可引发甲状腺癌。经常进食高碘饮食有可能引发高碘甲状腺肿。

考点提示

碘主要食物来源和参考摄入量

3. 食物来源和参考摄入量

(1)碘的食物来源:人体所需碘一般从食物、饮水和食盐中获得。含碘量丰富的食物主要是海洋生物,如海带、紫菜、海鲜鱼、干贝、淡菜、海蜇、龙虾等。内陆山区或不易被海风吹到的地区,土壤和空气中含碘量较少,这些地区的食物含碘量不高。陆地食品以动物性食品含碘量高于植物性食品,蛋、奶含碘量相对稍高,其次为肉类,淡水鱼的含碘量低于肉类。植物含碘量是最低的,特别是水果和蔬菜。

另外,最简便有效的方法是在流行区采用碘化食盐(在食盐中加入碘化物或碘酸盐)。食盐加碘量依据碘的需要量,依据该地区居民能从食物和水中得到的碘量和每人每日食盐摄入量而定。

(2)碘的参考摄入量:《中国居民膳食营养素参考摄入量》(2013)提出,成人碘推荐摄入量(RNI)为每日 120μg,可耐受最高摄入量(UL)为每日 600μg。

六、硒

硒是人体必需的微量元素,硒以前一直被认为是一种有毒物质,直到 20 世纪 50～60 年代才被肯定。人体内硒的总量为 14～20mg,遍布人体各组织器官和体液中。约 1/3 的硒存在于肌肉(心肌中含量最高)。人体主要通过小肠吸收硒,代谢后大部分经肾脏由尿排出。硒进入人体后,大多数与蛋白质结合,构成含硒蛋白质。

1. 生理功能

(1)抗氧化功能:硒是食物源抗氧化剂,能清除人体内过多的氧自由基,防止细胞膜脂质过氧化的破坏,它的抗自由基作用是维生素 E 和维生素 C 的 300 倍～500 倍。

考点提示

硒的生理功能

(2)保护心血管和心肌的健康:硒可降低血脂、血压,防止动脉粥样硬化,减少血栓形成,缩小心肌梗死面积。

(3)增强免疫功能:硒可提高机体免疫力,具有辅助防癌抗癌功能,清除体内垃圾,排除体内毒素,排除重金属毒物。

另外,硒除了能防治克山病、大骨节病外,还能够抗病毒、抗过敏、抗衰老、消炎、抗黄曲霉毒素 B_1、亚硝胺等致癌作用,减轻放疗、化疗的毒副作用。

2. 缺乏与过量

(1)硒缺乏:研究发现人体缺硒可引发克山病和大骨节病。克山病是我国部分地区流行的以心肌坏死为特征的地方性心脏病,主要症状是:心率加快、心电图异常、心脏扩大,严重可导致死亡。补充一定量的硒,可预防和治疗克山病。

(2)硒过量:硒摄入过量时可引发硒中毒,出现头发脱落,手指甲增厚、变脆、脱落等症状,严重者可致死亡。

3. 食物来源和参考摄入量

(1)硒的食物来源:不同食物硒含量差别较大,主要与所在区域内水质和土壤中硒的含量有关。海产品和动物内脏是硒的良好食物来源,如贝类、鱼类;谷类和畜禽肉含硒量也较丰富。

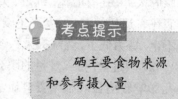

考点提示

硒主要食物来源和参考摄入量

(2)硒的参考摄入量:《中国居民膳食营养素参考摄入量》(2013)提出,成人硒推荐摄入量(RNI)为每日 60μg,可耐受最高摄入量(UL)为每日 400μg。

第五节 维 生 素

某女孩,15 岁。表现的症状为经常感冒,眼睛无光,并常感觉不适、发干,有烧灼感,畏光、爱流泪,夜间看不见东西,皮肤干燥,部分皮肤呈现鱼鳞状。

请问:1. 该女孩可能患有什么疾病?

2. 引起该疾病的原因是什么?

3. 如何预防该疾病?

维生素是维持机体生命活动过程中必不可少的营养物质,虽然机体对其需要量相对较小,但大部分维生素必须由食物提供。当今,维生素缺乏仍是主要的全球性营养问题之一。

一、概述

(一)维生素的定义

维生素是维持机体正常生理功能及细胞内特异代谢反应所必需的一类微量的低分子有机化合物。维生素的种类很多,化学结构各不相同,在生理上既不是构成各种组织的主要原料,也不是体内的能量来源,但它们却在机体物质和能量代谢过程中起着重要的作用。

(二)体内维生素的共同特点

虽然维生素化学结构不同,生理功能各异,但它们却都具有以下共同特点:①都以其本体形式或能被机体利用的前体形式存在;②不是构成机体组织的原料,也不提供能量;③大多数维生素不能在体内合成,也不能大量储存于组织中,所以必须从食物中获得;④虽然需要量很小,但在调节物质代谢时,却有非常重要的作用;⑤维生素常以辅酶或辅基的形式参与酶的功能;⑥很多维生素具有几种结构相近、生物活性相同的化合物,如维生素 A_1 与维生素 A_2,维生素 D_2 与维生素 D_3,吡哆醇、吡哆醛、吡多胺等。

(三)维生素的分类

根据维生素的溶解性可将其分为两大类,即脂溶性维生素和水溶性维生素。

1. 脂溶性维生素 是不溶于水而溶于脂肪及有机溶剂(如苯、氯仿及乙醚等)中的维生素,包括维生素 A、D、E、K。在食物中它们常与脂类共存;其吸收与肠道中的脂类密切相关;易储存于体内,如肝脏中,故摄入过多,可造成体内蓄积而导致毒性作用,若摄入过少,可缓慢地出现缺乏症状。

2. 水溶性维生素 是可溶于水的维生素,包括 B 族维生素(维生素 B_1、维生素 B_2、维生素 B_6、叶酸、泛酸等)和维生素 C。水溶性维生素在体内储存量很少,且较易从尿中排出。体内没有非功能性的单纯储存形式,当机体饱和后,摄入的维生素从尿中排出;反之,若组织中的维生素消耗完,则给予的维生素将大量被组织利用,故从尿中排出减少,水溶性维生素一般无毒性,但过量摄入也可能出现毒性;若摄入过少,可较快地出现缺乏症状。

(四)维生素缺乏的原因

在营养素缺乏症中,以维生素缺乏比较多见。维生素缺乏常见原因有:

1. 维生素摄入不足 因营养知识缺乏,选择食物不当;由于社会、宗教、经济文化及自然灾害等原因，使食物供应严重不足；也可因食物运输、加工、烹饪及储存不当使维生素受到破坏和丢失。

2. 吸收利用降低　老年人咀嚼功能及胃肠道功能下降，对营养素的吸收利用降低；肝胆疾病患者由于胆汁分泌减少会影响脂溶性维生素的吸收。

3. 维生素需要量相对增加　由于维生素的需要量增加或丢失增加，使体内维生素需要量相对增加，如妊娠和哺乳期妇女、生长发育期儿童、疾病恢复期患者等。长期使用营养素补充剂者，对维生素需要量增加，一旦摄入量减少，也很容易出现维生素缺乏的症状。

二、维生素A

维生素 A 又称视黄醇或抗干眼病因子，是不饱和的一元醇，黄色结晶体。它是第一个被发现的维生素。天然维生素 A 只存在于动物性食物中。植物体内所含的 β- 胡萝卜素，进入机体可转变为维生素 A，因此 β- 胡萝卜素又称维生素 A 原，在人体可发挥维生素 A 的作用。

1. 稳定性　维生素 A 对热、酸和碱稳定，一般烹调和加工过程中不致被破坏。但维生素 A 极易氧化，特别是在高温环境下，紫外线照射可以加快其氧化破坏。食物中含有磷脂、维生素 E、维生素 C 和其他抗氧化剂时，维生素 A 比较稳定。当食物中共存的脂肪酸败时，可导致其严重破坏。

2. 生理功能

（1）维持正常视觉功能：视网膜上感光物质视紫红质是由维生素 A 和视蛋白结合而成的，具有感受弱光的作用，能使人在暗环境时看清物体。当维生素 A 缺乏时，视紫红质合成不足，对弱光敏感度下降，暗适应时间延长，故引起暗环境视力低下，严重时可产生夜盲症。

（2）维持上皮组织结构完整和健康：维生素 A 是构成糖蛋白所需寡糖基的载体，糖蛋白能参与上皮细胞的正常形成和黏液的分泌，故维生素 A 是维持上皮细胞生理完整性的重要因素。

（3）促进生长发育：维生素 A 具有类固醇激素的作用，可影响细胞分化，促进生长发育。维生素 A 能维持成骨细胞与破骨细胞之间的平衡，维持骨骼的正常生长。

（4）抗氧化和抗癌作用：维生素 A 和 β- 胡萝卜素能捕捉自由基，故其在体内起到抗氧化剂的作用。近年来研究证明，维生素 A 或其衍生物，有抑癌防癌作用。

（5）维持机体正常免疫功能：维生素 A 缺乏可影响抗体生成，从而使机体抵抗力下降。

3. 缺乏症

（1）眼部症状：维生素 A 缺乏最早出现症状在眼部，主要表现为以下 3 种类型。

1）夜盲症：维生素 A 缺乏可导致暗适应能力下降，即在黑夜或暗光下看不清物体，在弱光下视力减退，暗适应时间延长，严重者可致夜盲症。

2）眼干燥症：维生素 A 缺乏最明显的结果是眼干燥症，患者眼结膜和角膜上皮组织变性，泪腺分泌减少，球结膜干燥，失去正常光泽和弹性，透亮度下降呈混浊的颜色。维生素 A 长时间缺乏时，在眼睑裂部球结膜靠近角膜缘处，会有灰白色微小泡沫状小点散于表面，随后集成圆形或三角形，表面干燥且隆起，称为毕托氏斑。毕托氏斑对维生素 A 缺乏的诊断具有重要临床诊断意义。

3）角膜软化：维生素 A 缺乏严重时，可出现角膜干燥、角化等症状，继续恶化可导致角膜软化、溃疡、穿孔，最终导致失明。

（2）皮肤症状：维生素 A 缺乏时，由于毛囊上皮角化，出现角化过度的毛囊性丘疹，最早出现在大腿前外侧和上臂后侧，后扩展到上、下肢伸侧，肩部和下腹部，很少累及胸、背和臀部。由于皮脂腺分泌减少，皮肤干燥且出现皱纹，外表与蟾蜍的皮肤相似，又称为蟾皮症。

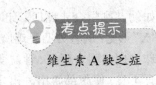

考点提示

维生素 A 缺乏症

（3）其他症状：维生素 A 缺乏时，还可引起血红蛋白合成代谢障碍，免疫功能低下，儿童生长发育迟缓等症状。

4．参考摄入量和食物来源 成人维生素 A 的推荐摄入量（RNI）为男性每人每日 $800\mu g$ 视黄醇当量，女性为 $700\mu g$ 视黄醇当量；可耐受最高摄入量（UL）为每人每日 $3000\mu g$ 视黄醇当量。

维生素 A 在动物性食物中含量较高，最好来源是各种动物的肝脏、鱼肝油、全奶、蛋黄等。植物性食物中只含有 β- 胡萝卜素，其最好的食物来源为深色蔬菜，如胡萝卜、西蓝花、菠菜、苋菜等，水果中以芒果、橘子、枇杷等含量比较丰富。

三、维生素 D

维生素 D 又称抗佝偻病因子，是类固醇衍生物，种类很多，其中维生素 D_2 和维生素 D_3 对人类最为重要。

1．稳定性 维生素 D 溶于脂肪溶剂，对热、碱较稳定。如加热至 130℃持续 90min 也不会被破坏，故通常在烹调过程中不易损失。酸和光照可促进其异构化，脂肪酸败可引起维生素 D 被破坏。

2．生理功能 维生素 D 主要生理功能是调节体内钙、磷代谢，促进钙、磷的吸收和利用，以构成健全的骨骼和牙齿。

（1）促进小肠对钙的吸收：转运至小肠组织的维生素 D_3 先进入黏膜上皮细胞，并在此处诱发一种特异的钙结合蛋白的合成，这种结合蛋白能把钙从小肠刷状缘处主动转运通过黏膜细胞进入血液循环。

（2）促进肾小管对钙、磷的重吸收：维生素 D_3 通过促进肾小管对钙、磷的重吸收，减少钙、磷的流失，从而保持血浆中钙、磷的浓度。

考点提示

维生素 D 生理功能

（3）对骨细胞呈现多种作用：在血钙降低时，它能动员储存于骨组织中的钙、磷进入血液，还能诱导干细胞、单核细胞变为成熟的破骨细胞，破骨细胞一旦成熟即失去了维生素 D_3 的核受体，故不再呈现其生理作用。成骨细胞也有维生素 D_3 的核受体，维生素 D_3 可增加其碱性磷酸酶的活性及骨钙化基因的表达。

（4）调节基因转录作用：维生素 D_3 通过调节基因转录及一种独立信息转导途径来启动生物学效应。已证明有 30 个有调节基因转录作用的维生素 D 核受体靶器官，包括肠、肾、骨、胰及各种来源的癌细胞等。

（5）通过维生素 D 内分泌系统调节血钙平衡：目前已确认存在维生素 D 内分泌系统，其主要调节因子是维生素 D_3、甲状旁腺激素及血清钙、磷。当血钙下降时，甲状旁腺激素升高，维生素 D_3 增多，通过其对小肠、肾、骨等靶器官的作用以升高血钙水平；当血钙过高时，甲状旁腺激素下降，降钙素产生增加，尿中钙、磷的排出量增加。

3．缺乏症

（1）佝偻病：维生素 D 缺乏时，由于骨骼不能正常钙化，易引起骨骼变软及弯曲变形，如幼儿刚学会走路时,身体重量导致下肢骨弯曲,形成"O"或"X"形腿;胸骨外凸呈鸡胸状,肋骨与肋软骨连接处形成肋骨串珠。囟门闭合延迟、骨盆变窄和脊柱弯曲。因腹部肌肉组织发育不良,使腹部膨出。出牙推迟,恒牙稀疏、凹陷,且易发生龋齿。因佝偻病与婴幼儿日照不足有关,故我国北方较南方发病率高。

考点提示

维生素D缺乏症

（2）骨质软化症:成人,特别是孕妇、乳母和老人在缺乏维生素D和钙、磷时容易发生骨质软化症。主要表现为骨质软化、易变形、孕妇骨盆变形可导致难产。

（3）骨质疏松症:老年人由于肝肾功能降低、胃肠吸收功能欠佳、户外活动减少,故体内维生素D水平常低于年轻人。骨质疏松症及其引起的骨折是威胁老年人健康的主要因素之一。

（4）手足痉挛症:维生素D缺乏、钙吸收不足、甲状旁腺功能失调,或其他原因造成血清钙水平降低时可引起手足痉挛症。主要表现为肌肉痉挛,小腿抽筋,惊厥等。

4. 参考摄入量和食物来源 维生素D的供给量必须与钙、磷的供给量一起来考虑。在钙、磷供给量充足的条件下,成人维生素D推荐摄入量（RNI）:18岁~65岁者每人每日10μg,65岁以上者为15μg,可耐受最高摄入量（UL）为每人每日50μg。

常晒太阳是人体获得充足有效的维生素D_3最好且最经济的来源。成人只要经常接触阳光,在日常饮食条件下,很少会发生维生素D缺乏症。

维生素D食物来源主要有海水鱼、肝脏、蛋黄等动物性食品及鱼肝油制剂。

四、维生素E

维生素E又称生育酚,是浅黄色油状液体。

1. 稳定性 维生素E溶于酒精、脂肪和脂溶剂,极易自身氧化,对热及酸稳定,对碱不稳定,长时间高温加热,特别是油脂酸败时,常使其活性明显降低。食物中维生素E在烹调时损失不大,但油炸时维生素E活性明显降低。

2. 生理功能 维生素E主要生理功能是保护细胞及细胞内部结构完整,防止某些酶和细胞内部成分遭到破坏。

（1）抗氧化作用:机体代谢过程中不断产生自由基,其具有强氧化性,易损害生物膜和生理活性物质,并促进细胞衰老出现脂褐素沉着现象。维生素E是一种很强的抗氧化剂,其能捕捉自由基,抑制细胞内和细胞膜上的脂质过氧化作用,保护生物膜的结构和功能。此外,维生素E还能防止维生素A、维生素C、含硫的酶和谷胱甘肽的氧化,从而保证它们在体内发挥正常的生理作用。

（2）保持红细胞的完整性:膳食中缺少维生素E,可引起红细胞数量减少及其生存时间缩短,引起溶血性贫血,故临床上常被用于治疗溶血性贫血。

（3）调节体内某些物质合成:维生素E可参与DNA的合成,是维生素C、辅酶Q合成的辅助因子,也可能与血红蛋白的合成有关。

（4）预防衰老:细胞内某些成分被氧化分解后的沉积物被称为脂褐素,俗称老年斑。补充维生素E可减少脂褐素的形成,改善皮肤弹性,减轻性腺萎缩,提高免疫力。

（5）其他作用:维生素E可抑制含硒蛋白、含铁蛋白等的氧化,保护脱氢酶中的巯基不致被氧化;维生素E与精子的生成和繁殖能力有关,实验发现其与性器官的成熟和胚胎发育也有关,故临床上常用维生素E治疗先兆流产和习惯性流产。

3. 缺乏症 维生素E长期缺乏者，其血浆中维生素E浓度下降，红细胞膜受损，出现溶血性贫血，给予维生素E治疗可望治愈。

4. 参考摄入量和食物来源 成人维生素E适宜摄入量（AI）为每人每日14mg。当多不饱和脂肪酸摄入量增多时，相应地应增加维生素E的摄入，一般每摄入1g多不饱和脂肪酸，应摄入0.4mg维生素E。

维生素E在自然界中分布较广，其含量丰富的食物有植物油、麦胚、坚果、种子类、豆类及其他谷类；蛋类、鸡肫、鸭肫、绿叶蔬菜也含有一定量；肉类、鱼类等动物性食物、水果及其他蔬菜含量较少。

五、维生素B₁

维生素B_1又称硫胺素或抗脚气病因子，其为白色结晶体。

1. 稳定性 维生素B_1极易溶于水，不溶于有机溶剂。维生素B_1固态形式比较稳定，在100℃时也很少被破坏。水溶液呈酸性时稳定。对氧和光也比较稳定。碱性环境中易被氧化失活，不耐热，故烹调时加碱会使维生素B_1大量损失。

2. 生理功能

（1）构成辅酶，维持体内正常代谢：维生素B_1在硫胺素焦磷酸激酶的作用下，与三磷酸腺苷（ATP）结合成硫胺素焦磷酸（TPP）。TPP是维生素B_1的活性形式，在体内构成α-酮酸脱氢酶体系和转酮醇酶的辅酶。

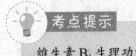
考点提示
维生素B_1生理功能

（2）增进食欲：维生素B_1可抑制胆碱酯酶对乙酰胆碱的水解，乙酰胆碱有促进胃肠蠕动作用。维生素B_1缺乏时，胆碱酯酶活性增强，乙酰胆碱水解加速，致胃肠蠕动减慢，消化液分泌减少，引起食欲不振、消化不良等消化功能障碍。

（3）对神经组织的作用：在神经组织中含有大量的TPP，其可能与膜钠离子通道有关，当维生素B_1缺乏时会引起神经系统病变和功能异常。

3. 缺乏症 维生素B_1缺乏时可引起脚气病，主要损害神经血管系统。成人脚气病临床特征为多发性神经炎、肌肉萎缩及水肿。根据典型症状，临床上可分为3型，即湿性脚气病、干性脚气病和混合型脚气病。婴儿脚气病多发生于2月龄～5月龄，缺乏维生素B_1母乳喂养的婴儿。主要表现为发绀、失声症、水肿、心界扩大和心动过速。

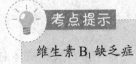
考点提示
维生素B_1缺乏症

4. 参考摄入量和食物来源 成人维生素B_1推荐摄入量（RNI）为男性每人每日1.4mg，女性为1.2mg。

维生素B_1广泛存在于天然食物中，含量较丰富的有粮谷类、豆类、干果、酵母、硬壳果类，尤其在粮谷类的表皮部分含量更高，故碾磨精度不宜过度。动物内脏、蛋类及绿叶菜中含量也较高，芹菜叶、莴笋叶中含量也较丰富，应当充分利用。

考点提示
维生素B_1参考摄入量和食物来源

六、维生素B₂

维生素B_2又称核黄素，其为橘黄色针状结晶体。

1. 稳定性 维生素B_2对热较稳定，在中性或酸性溶液中，短时间加热不会被破坏，但在碱性溶液中加热较易被破坏。游离型维生素B₂对光敏感,特别是对紫外线。食物中的维生素B₂主要是结合型,对光比较稳定。

2. 生理功能

(1)构成黄酶辅酶参与物质代谢:维生素B₂是黄素单核苷酸(FMN)和黄素腺嘌呤二核苷酸(FAD)的组成成分,它们是多种氧化酶系统不可或缺的构成部分,在生物氧化中起到递氢体的作用,参与氨基酸、脂肪酸和碳水化合物的代谢。

(2)参与细胞的正常生长:在皮肤黏膜,特别是经常处于活动的弯曲部,损伤后的细胞再生需要维生素B₂。当维生素B₂缺乏时,即使是小的损伤也不容易愈合,此可视为维生素B₂缺乏的特殊表现。

考点提示
维生素B₂生理功能

(3)其他作用:维生素B₂与肾上腺皮质激素的产生,骨髓中红细胞的生成以及铁的吸收、储存和动员有关。此外,其还可激活维生素B₆,参与色氨酸形成烟酸的过程。

3. 缺乏症 摄入不足与酗酒是维生素B₂缺乏最常见原因。维生素B₂缺乏症主要表现在唇、舌、口腔黏膜和会阴皮肤处,临床称其为口腔生殖综合征。

口腔症状有口角裂纹、口腔黏膜溃疡及游走性舌炎(地图舌)等;皮肤症状为丘疹和湿疹性阴囊炎、阴唇炎,脂溢性皮炎;眼部症状有睑缘炎、角膜毛细血管增生和畏光等。长期缺乏还可导致儿童生长发育迟缓,轻、中度缺铁性贫血。

考点提示
维生素B₂缺乏症

4. 参考摄入量和食物来源 成人维生素B₂推荐摄入量(RNI)为男性每人每日1.4mg,女性为1.2mg。

维生素B₂广泛存在于天然食物中,动物性食物含量较高,如动物内脏;其次为蛋黄、乳类等;大豆和各种绿叶蔬菜中也有一定量,其他植物性食物含量较低。

考点提示
维生素B₂参考摄入量和食物来源

七、维生素C

维生素C又称抗坏血酸,其为白色结晶体。

1. 稳定性 维生素C易溶于水,不溶于脂肪溶剂,在酸性环境中稳定,但在有氧、光、热和碱性环境下不稳定,特别是有氧化铜及微量铜、铁等金属离子存在时,可加速其氧化破坏。

2. 生理功能

(1)参与羟化反应:羟化反应是体内许多重要物质合成或分解的必要步骤,如胶原和神经递质等合成,各种有机药物或毒物的解毒转化等,都需要通过羟化作用才能顺利完成,而这些羟化过程中,必须有维生素C的参与。

考点提示
维生素C生理功能

(2)还原作用:维生素C可作为供氢体,也可作为受氢体,在体内参与氧化还原反应过程。如维生素C可将胱氨酸还原为半胱氨酸,从而促进抗体的形成;维生素C还能将难以吸收的三价铁(Fe^{3+})还原为易于吸收的二价铁(Fe^{2+}),从而促进铁的吸收;叶酸还原为四氢叶酸才能发挥其生理活性,而维生素C可促进叶酸的还原,对巨幼红细胞贫血有一定疗效;此外,维生素C还能使酶分子中的巯基维持在还原状态，从而使酶保持催化作用的活性。

（3）其他功能：维生素C可缓解进入体内的某些重金属离子的毒性，还能与金属离子结合促进其由尿排出体外；此外，维生素C还可能有预防癌症及清除自由基的作用。

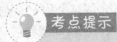

考点提示

维生素C缺乏症

3. 缺乏症 维生素C缺乏时可引起坏血病，主要表现为牙龈肿胀、出血，毛囊角化及四周出血，重者可出现皮下、肌肉、关节、黏膜部位出血及血肿形成。此外，维生素C缺乏还可引起胶原合成障碍，可导致骨有机质形成不良而出现骨质疏松。

考点提示

维生素C参考摄入量和食物来源

4. 参考摄入量和食物来源 成人维生素C推荐摄入量（RNI）为每人每日100mg。

维生素C主要存在于新鲜的蔬菜和水果中（表2-10）。

表2-10 常见食物中维生素C含量（mg/100g）

食物名称	维生素C
刺梨	2585
酸枣	900
枣（鲜）	243
沙棘	204
辣椒（红，小）	144
中华猕猴桃	62
大白菜	47
卷心菜	40
绿茶	37
金橘	35
芹菜	12
牛乳	1

八、维生素PP

维生素PP又称烟酸、尼克酸、抗癞皮因子，其为白色结晶体。

1. 稳定性 维生素PP可溶于水和乙醇，其性质较稳定，酸、碱、氧、光或加热等条件下均不易被破坏。一般加工烹调过程中损失很小，但易随水流失。

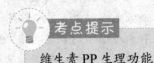

考点提示

维生素PP生理功能

2. 生理功能 维生素PP是一系列以辅酶Ⅰ（NAD）和辅酶Ⅱ（NADP）为辅基的脱氢酶类绝对必要的成分，在生物氧化还原反应中起电子载体或递氢体的作用。此外，维生素PP还是葡萄糖耐量因子的重要成分，具有增强胰岛素效能的作用。

考点提示

维生素PP缺乏症

3. 缺乏症 维生素PP缺乏可引起癞皮病，此病起病较缓慢，常伴有前驱症状，如体重下降、易疲劳、记忆力差、失眠等。如治疗不及时，则可出现皮炎（Dermatitis）、腹泻（Diarrhea）和痴呆（Depression）的症状，即"3D"症状。

4. 参考摄入量和食物来源 维生素PP除了直接从食物中摄取外，还可在体内由色氨

酸转化而来,平均 60mg 色氨酸转化 1mg 维生素 PP,其推荐摄入量应以烟酸当量(NE)表示:

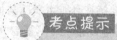

考点提示

维生素 PP 参考摄入量和食物来源

烟酸 NE(mg)=烟酸(mg)+1/60 色氨酸(mg)

成人每人每日维生素 PP 推荐摄入量(RNI):18 岁～50 岁者男性 15mgNE,女性 12mgNE;50 岁～65 岁者男性 14mgNE,女性 12mgNE。

维生素 PP 广泛存在于各种动植物性食物中,其中含量最丰富的是动物的肝、肾、瘦肉以及花生、茶叶、口蘑等,奶、干酪和蛋含量不高,但其含色氨酸较多,可转化为维生素 PP。玉米中维生素 PP 多为结合型,不能被吸收利用,故长期以玉米为主食的地区,易出现维生素 PP 缺乏引起的癞皮病。

九、叶酸

叶酸又称叶精、蝶酰谷氨酸、抗贫血因子等,其为黄色结晶体。

1. 稳定性 叶酸微溶于水,其钠盐易于溶解,但不溶于乙醇。叶酸对热、光、酸性溶液均不稳定,在碱性和中性溶液中对热稳定。烹调加工时,食物中的叶酸损失率可达 50%～90%。

2. 生理功能 叶酸在体内的活化形式为四氢叶酸,其作为一碳单位转移团的辅酶,直接参与丝氨酸、组氨酸、蛋氨酸、甘氨酸胸腺嘧啶以及某些嘌呤和核苷酸的合成。

3. 缺乏症 叶酸缺乏会引起巨幼红细胞贫血和高同型半胱氨酸血症。怀孕早期缺乏叶酸还会引起胎儿神经管畸形。

4. 参考摄入量和食物来源 成人叶酸推荐摄入量(RNI)为每人每日 400μg,孕妇为每人每日 600μg,乳母为每人每日 550μg。叶酸广泛存在于各种动植物性食物中,最丰富的食物来源是动物的肝、肾,其次为绿叶蔬菜、酵母等。

 小结

人体通过食物获得的营养素有蛋白质、脂类、碳水化合物、矿物质、维生素和水,除维生素以外,它们都是机体的构造成分,其中前三种可供给机体能量,维生素虽然不参与机体的正常构成,但机体组织细胞要发挥正常的生理功能,必须有赖于维生素的存在。任何一种营养素的不足或过剩,都会对机体产生不良影响,甚至导致疾病的发生。

(王庆生)

目标测试

选择题

1. 膳食蛋白质中(   )具有节约蛋氨酸的作用

A. 半胱氨酸   B. 酪氨酸

C. 精氨酸   D. 丝氨酸

E. 赖氨酸

2. 婴幼儿和青少年的蛋白质代谢状况应维持
   A. 氮平衡
   B. 负氮平衡
   C. 排出足够的尿素氮
   D. 正氮平衡
   E. 以上都对

3. 膳食蛋白质中的（　　）具有节约苯丙氨酸的作用
   A. 半胱氨酸
   B. 酪氨酸
   C. 丙氨酸
   D. 丝氨酸
   E. 苏氨酸

4. 植物蛋白质的消化率低于动物蛋白质，是因为
   A. 蛋白质含量低
   B. 必需氨基酸模式不合理
   C. 蛋白质含量高
   D. 与脂肪含量有关
   E. 价格低

5. 除8种必需氨基酸外，还有（　　）是婴幼儿不可缺少的氨基酸
   A. 赖氨酸
   B. 组氨酸
   C. 蛋氨酸
   D. 苏氨酸
   E. 赖氨酸

6. 饥饿或消耗性疾病的患者，蛋白质代谢是处于
   A. 氮平衡
   B. 负氮平衡
   C. 排出足够的尿素氮
   D. 正氮平衡
   E. 以上都对

7. 评价食物蛋白质营养价值的公式 N 储留量/N 吸收量×100 表示的是
   A. 蛋白质的消化率
   B. 蛋白质的功效比值
   C. 蛋白质的净利用率
   D. 蛋白质的生物价
   E. 氨基酸评分

8. 限制氨基酸是指
   A. 氨基酸分较高的氨基酸
   B. 氨基酸分较低的氨基酸
   C. 氨基酸分较高的必需氨基酸
   D. 氨基酸分较低的必需氨基酸
   E. 以上都不对

9. 评价食物蛋白质的质量高低，主要看
   A. 蛋白质的含量和消化率
   B. 蛋白质的消化率和生物学价值
   C. 蛋白质含量、氨基酸含量、消化吸收率
   D. 蛋白质含量、蛋白质消化率及生物学价值
   E. 以上都不对

10. 蛋白质的互补作用是指
    A. 糖和蛋白质混合食用，以提高食物生物学价值的作用
    B. 脂肪和蛋白质混合食用，以提高食物生物学价值的作用
    C. 几种营养价值较低的蛋白质混合食用，以提高其生物学价值的作用
    D. 碳水化合物、脂肪、蛋白质及维生素混合食用，以提高食物生理价值的作用
    E. 以上都不对

11. 计算蛋白质氨基酸模式时,以其含量为 1 的氨基酸是
    A. 色氨酸   B. 牛磺酸
    C. 赖氨酸   D. 组氨酸
    E. 精氨酸

12. 下列哪组氨基酸是人体必需氨基酸
    A. 亮氨酸、甘氨酸   B. 苯丙氨酸、丙氨酸
    C. 蛋氨酸、丝氨酸   D. 蛋氨酸、赖氨酸
    E. 丝氨酸、赖氨酸

13. 在哪种情况下,机体为正氮平衡
    A. 饥饿   B. 进食低质量蛋白
    C. 生长发育   D. 糖尿病
    E. 以上都不对

14. 关于非必需氨基酸下列哪种说法是错误的
    A. 人体不必需的氨基酸   B. 合成人体蛋白质所必需
    C. 人体内可以合成   D. 不依赖于食物供给
    E. 人体合成太慢

15. 下列属于人体必需的脂肪酸为
    A. 亚油酸   B. 油酸
    C. 硬脂酸   D. 软脂酸
    E. DHA

16. 每天摄入的脂类中,SFA、MUFA 和 PUFA 的最佳比例是
    A. 1:2:3   B. 3:2:1
    C. 1:1:1   D. 1:2:1
    E. 4:6:1

17. 每天摄入的脂类中,n-6 和 n-3 型 PUFA 的最佳比例是
    A. (4~6):1   B. 1:(4~6)
    C. 1:1   D. 1:2
    E. 2:1

18. 下列哪种营养素是合成前列腺素必需的前体
    A. 亚油酸   B. 亚麻酸
    C. 花生四烯酸   D. 磷脂
    E. 卵磷脂

19. 必需脂肪酸与非必需脂肪酸的根本区别在于
    A. 前者是人体所必需的,而后者不是
    B. 前者可以在人体合成,而后者不能
    C. 前者不能在人体合成,而后者可以
    D. 前者不是人体所必需的,而后者是
    E. 以上均不对

20. 目前确定的最基本必需脂肪酸是
    A. 亚油酸、花生四烯酸、α- 亚麻酸

B. 亚油酸、α-亚麻酸

C. 亚油酸、花生四烯酸

D. α-亚麻酸、花生四烯酸

E. α-亚麻酸

21. 下列可直接被人体吸收的单糖

    A. 糖原   B. 蔗糖

    C. 葡萄糖   D. 纤维素

    E. 乳糖

22. 碳水化合物的保肝解毒作用是通过(   )与有毒物质结合排出体外

    A. 葡萄糖   B. 糖原

    C. 葡萄糖醛酸   D. 脂肪

    E. 果糖

23. 正常情况下,大脑所需能量的主要来源是

    A. 果糖   B. 葡萄糖

    C. 酮体   D. 乳酸

    E. 淀粉

24. 维持人体基本生命活动的能量消耗是

    A. 体力活动耗能   B. 基础代谢

    C. 非体力活动耗能   D. 食物热效应

    E. 以上均是

25. 中国营养学会推荐成人的碳水化合物摄入量应控制在总能量的

    A. 45%~50%   B. 70% 以上

    C. 50%~65%   D. 30% 以下

    E. 60%~70%

26. 中国营养学会推荐成人的脂肪摄入量应控制在总能量的

    A. 45%   B. 25%~30%

    C. 20% 以下   D. 20%~30%

    E. 50% 以下

27. 中国营养学会推荐成人蛋白质摄入量应控制在总能量的

    A. 10%~15%   B. 21%~24%

    C. 10% 以下   D. 5%~6%

    E. 15%~20%

28. 婴幼儿、青少年特殊的能量消耗是指

    A. 体力活动耗能   B. 基础代谢

    C. 生长发育   D. 食物热效应

    E. 以上均不对

29. 促进生长与组织修复的营养素是

    A. 脂类   B. 果胶

    C. 碳水化合物   D. 蛋白质

    E. 糖原

30. 脑组织是机体消耗( )最多的组织器官
  A. 葡萄糖
  B. 脂肪
  C. 蛋白质
  D. 维生素
  E. 糖原

31. 基础代谢最活跃的年龄是
  A. 婴幼儿
  B. 成年
  C. 老年男性
  D. 老年女性
  E. 中年男性

32. 每克氮相当于( )蛋白质
  A. 5.5g
  B. 7g
  C. 8.5g
  D. 6.25g
  E. 6.5g

33. 谷类食物蛋白质的限制氨基酸是
  A. 甲硫氨酸
  B. 赖氨酸
  C. 精氨酸
  D. 组氨酸
  E. 苏氨酸

34. 下列食物蛋白质属于优质蛋白质的是
  A. 大米
  B. 小米
  C. 大豆
  D. 玉米
  E. 小麦

35. 下列食物中胆固醇含量最高的食物是
  A. 牛肉
  B. 猪肉
  C. 鸡蛋蛋黄
  D. 脑
  E. 猪腰

36. 下列糖类属于双糖的是
  A. 麦芽糖
  B. 葡萄糖
  C. 半乳糖
  D. 果糖
  E. 淀粉

37. 下列哪一组食物都是富含蛋白质的食物
  A. 牛肉、虾、大豆、鸡蛋、粉条
  B. 猪肉、鸭蛋、荷兰豆、豆浆、草鱼
  C. 鸡肉、土豆、豆腐、鲤鱼、香蕉
  D. 鸭肉、螃蟹、豆干、鸡蛋、动物肝脏
  E. 以上均不对

38. 下列物质中属于多糖的是
  A. 糖原
  B. 蔗糖
  C. 麦芽糖
  D. 葡萄糖
  E. 果糖

39. 孕妇补铁的主要目的是
  A. 红细胞增加
  B. 脾脏储留

C. 肝脏储留　　　　　　　　　D. 增强胎儿免疫力

E. 预防贫血

40. 婴幼儿出现手足抽搐、惊厥,可能主要是缺乏以下哪种营养素所致

A. 钙　　　　　　　　　　　　B. 铁

C. 锌　　　　　　　　　　　　D. 氟

E. 镁

41. 习惯上把体内含量(　　)的元素称为微量元素

A. <0.05% 体重　　　　　　　B. <0.02% 体重

C. >0.01% 体重　　　　　　　D. <0.01% 体重

E. <0.001% 体重

42. 下列哪种食物可以更好地促进人体对铁的吸收

A. 谷类　　　　　　　　　　　B. 新鲜柑橘类水果

C. 大豆类　　　　　　　　　　D. 鱼类

E. 海产品

43. 能促进食物中铁吸收的因素是

A. 碱性药物　　　　　　　　　B. 膳食纤维

C. 草酸　　　　　　　　　　　D. 乳糖

E. 植酸

44. 钙是人体内含量最多的一种矿物质,其中99%集中在

A. 牙齿和血液　　　　　　　　B. 软组织

C. 骨骼和牙齿　　　　　　　　D. 骨骼和软组织

E. 血液

45. "克山病"是体内缺乏(　　)而引起

A. 碘　　　　　　　　　　　　B. 硒

C. 铜　　　　　　　　　　　　D. 磷

E. 镁

46. 有关维生素的特点说法不正确的是

A. 能提供能量

B. 都以其本体形式或能被机体利用的前体形式存在

C. 大多数维生素不能在体内合成

D. 不能大量储存于组织中

E. 可参与酶的功能

47. 下列不属于脂溶性维生素的是

A. 维生素 A　　　　　　　　　B. 维生素 PP

C. 维生素 E　　　　　　　　　D. 维生素 K

E. 维生素 D

48. 下列不属于水溶性维生素的是

A. 维生素 C　　　　　　　　　B. 维生素 B_2

C. 维生素 E　　　　　　　　　D. 维生素 PP

E. 叶酸

49. 下列哪项维生素参与感光物质构成,缺乏可致夜盲症
    A. 维生素A
    B. 硫胺素
    C. 维生素PP
    D. 维生素C
    E. 叶酸

50. 下列哪项可促进钙的吸收和重吸收
    A. 维生素B_2
    B. 维生素D
    C. 维生素C
    D. 维生素A
    E. 维生素PP

51. 谷类主要提供的维生素是
    A. 维生素A
    B. 维生素D
    C. 维生素E
    D. 维生素B_1
    E. 维生素PP

52. 口腔生殖综合征是由于下列哪种维生素缺乏引起的
    A. 维生素A
    B. 维生素D
    C. 维生素B_2
    D. 维生素E
    E. 维生素PP

53. 有关维生素PP的说法错误的是
    A. 又称烟酸或尼克酸
    B. 当维生素PP缺乏时,可出现皮炎、腹泻和痴呆的"3D"症状
    C. 成人每日维生素PP参考摄入量(RNI)为男性15mgNE,女性12mgNE
    D. 具有增强胰岛素效能的作用
    E. 玉米中含有丰富的维生素PP,故以玉米为主食的地区不易出现维生素PP缺乏

54. 下列对维生素C描述错误的是
    A. 又称抗坏血酸
    B. 可促进机体对铁的吸收
    C. 可缓解进入体内的某些重金属离子的毒性,促进其由尿排出体外
    D. 缺乏时可引起坏血病
    E. 水果中含量不丰富

55. 以下哪项属于膳食纤维
    A. 纤维素、维生素
    B. 纤维素、果胶
    C. 糊精、木质素
    D. 淀粉、蔗糖
    E. 果糖、半纤维素

第三章 各类食物的营养价值

1. 掌握：谷薯类和奶类的营养价值。
2. 熟悉：豆类、坚果、蔬菜、水果、畜禽肉、鱼类和蛋类的营养价值。
3. 了解：粮食加工对谷物营养价值的影响。

　　食物是人类生存和健康的物质基础，是人类获得能量和各种营养素的基本来源。按其来源和性质不同，可以分为植物性食物和动物性食物两大类。

　　食物的营养价值是指某种食物中所含营养素和能量满足人体营养需要的程度。食物营养价值的高低取决于食物中营养素的种类、数量、比例以及消化、吸收的程度。如粮谷类含较多的碳水化合物，但蛋白质含量较低；水果、蔬菜能提供丰富的矿物质、维生素及膳食纤维，但蛋白质、脂肪、碳水化合物含量较少；动物性食物能够提供丰富的优质蛋白质、较多的脂肪、无机盐和维生素。各种食物的营养价值高低都是相对的，即使同一种食物，因其品种、部位、产地、种植管理、成熟程度及加工、烹调方法的不同，营养价值也会存在一定的差异。除供 6 月龄内婴儿的母乳外，没有任何一种食物可以满足人体所需全部营养素。因此，倡导平衡膳食，食物多样、合理搭配使膳食结构趋向合理，才能最大程度的满足不同年龄阶段、不同能量水平的健康人群的营养和健康需要。

第一节　植物性食物

 案例

　　某社区 68 岁居民主诉经常发生便秘。社区护士需要对其进行运动、饮食、自我保健等方面的健康指导。

　　请问：1. 导致该居民便秘的因素考虑有哪些？

　　　　　2. 哪些食物有助于消除或改善该居民的症状？

　　　　　3. 你对该居民给予哪些健康指导意见？

　　植物性食物包括谷薯类、豆类、坚果类、蔬菜和水果类等，是我国居民主要的食物来源。

一、谷薯类

（一）谷物

谷物是以禾本科植物为主的粮食作物种子的总称，包括大米、小麦、玉米、高粱、小米、燕麦、荞麦、青稞等，是亚洲人民的传统主食。谷物含有丰富的碳水化合物（约70%～80%），是人体摄取能量和多种营养素的主要来源。

1. 谷类的结构和营养素分布　谷物的最外层包裹着谷壳，去壳后谷粒由谷皮、糊粉层、胚乳、胚芽四部分组成，其中谷皮主要由纤维素、半纤维素组成，含一定量的蛋白质、脂肪及维生素，不含淀粉；糊粉层介于谷皮和胚乳之间，富含蛋白质、脂肪、B族维生素、矿物质；胚乳是谷粒的主要组成部分，主要成分是淀粉，含一定量的蛋白质和少量脂肪、矿物质、维生素；胚芽位于谷粒的一端，富含蛋白质、维生素 B_1、多酚等。

谷物加工过程除掉不可食的谷壳外，考虑其感官性状、方便保存等原因，进一步碾去谷皮，胚芽随之剥落，几乎仅剩下了胚乳部分，成为"精制谷物"。精细化加工使谷物丢失了大量的营养成分，营养价值有所下降。

"全谷物"是指未经精细化加工或虽经碾磨、粉碎、压片等处理仍保留了完整谷粒所具备的胚乳、胚芽组成及其天然成分的谷物。与精制谷物相比，全谷物含有谷物全部的天然营养成分，如膳食纤维（7%～19%）、B族维生素、维生素E、矿物质、不饱和脂肪酸、植物甾醇素以及植酸和酚类等植物化合物，提供的能量相对较低，在改善血糖、血脂、血压，降低心脑管疾病及控制体重、预防肠道疾病等方面，均可发挥较好作用。

2. 谷物的营养成分　谷物因种类、品种、产地、生长条件及加工方法等不同，其营养成分会有不同程度的差异。

（1）蛋白质：各类谷物蛋白质含量差别较大，一般为7.5%～15%，主要为醇溶蛋白和谷蛋白，主要存在于谷粒外层，赖氨酸含量少（主要存在于糊粉层），特别是玉米醇溶蛋白缺少赖氨酸和色氨酸最为突出。因此，谷物蛋白中，赖氨酸是第一限制氨基酸，第二限制氨基酸多为苏氨酸（玉米为色氨酸）。因所含必需氨基酸组成比例不平衡，其营养价值低于动物性食物。为了提高谷物蛋白质的营养价值，可采用多种谷物混合或谷物与赖氨酸含量较多的豆类或动物性食物混合等蛋白质互补措施，还可通过氨基酸强化和改良谷物品种等方法。燕麦蛋白质含量约为16%左右，为谷类之首，且赖氨酸含量高，约为小麦粉和粳米的两倍；荞麦含有丰富的酚类、芦丁、糖醇、多肽、植物甾醇等活性成分，在调节血糖、血脂，预防高血压等方面具有较好的功效，其蛋白质中含有较多的赖氨酸；小米除赖氨酸外其他必需氨基酸含量高，也宜与大豆类食物搭配食用，中医及民间素以小米制作滋补粥食用来调养身体，具有健胃消食、降脂降压、改善睡眠等功效。

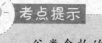

考点提示

谷类食物的限制氨基酸及蛋白质互补

（2）碳水化合物：谷物中碳水化合物含量为70%～80%，主要成分为淀粉，约占90%，而以糊精、葡萄糖、果糖等形式存在的只占到碳水化合物的10%左右。淀粉经烹调加工易消化吸收，是人类最理想、最经济的能量来源。此外，谷物还含有较多的膳食纤维，燕麦富含可溶性膳食纤维β-葡聚糖，含量约为5%，具有调节血脂、控制血糖、调节肠道菌群、提高免疫力等有益的生理功能。

（3）脂肪：谷物中脂肪含量普遍不高，大米、小麦为1%～2%，玉米、小米可达4%，主要集中在糊粉层和胚芽。谷物脂肪中不饱和脂肪酸占 80% 以上，其中亚油酸约为 60%，具有降低血清胆固醇，防止动脉粥样硬化的作用，同时可改善谷类食品的感官性状，蒸制后产生一种特有香气，易引起食欲。从玉米、小麦胚芽中提取的胚芽油营养价值很高，可作为保健食用油。谷物脂质中还含有少量植物固醇和卵磷脂。

（4）矿物质：谷物含矿物质约为 1.5%～3%，大部分集中在谷皮和糊粉层中，主要为磷和钙，铁含量较少。谷物中矿物质多以植酸盐的形式存在，植酸影响食物中钙、铁等矿物质的吸收利用，因此人体对谷物中矿物质的吸收利用率较低。

（5）维生素：谷物是膳食中 B 族维生素特别是维生素 B_1、维生素 B_2、烟酸、泛酸的重要来源，小麦胚芽中含有较多的维生素 E，玉米和小米中含有少量的胡萝卜素。谷物中不含维生素 A、维生素 D、维生素 C。谷物中的维生素大部分集中在糊粉层和胚芽中，谷物加工精度越高，维生素丢失越多，玉米中的烟酸为结合型，不易被人体吸收利用，烟酸缺乏易患癞皮病。

3．加工、烹调对谷物营养价值的影响

（1）谷物加工：谷物加工目的，是通过对谷物进行碾磨去除谷皮或磨细成粉，改善谷物感官性状，便于烹饪食用并利于消化吸收。但由于谷物多种营养成分分布不均，谷粒外层及胚芽部营养素含量丰富，故加工精度越高，营养素损失越大，尤以 B 族维生素损失最为突出。缺乏维生素 B_1 易患脚气病；反之，加工过分粗糙，纤维素、色素类物质残留过多又会造成感官性状

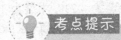

考点提示

赖皮病、脚气病与维生素的关系

不良、消化吸收率降低。所以，谷物加工原则应当既要改善谷物的感官性状，提高消化吸收率，又要最大限度的保留并利用其营养成分。我国对稻谷和小麦确定的加工标准"九五米"（标准米）和"八五粉"（标准粉）正是这一原则的体现。

 知识链接

"九五米"和"八五粉"

我国一般将稻米和小麦加工成标准米（九五米）和标准面（八五面），即将 100 公斤糙米和小麦分别加工成 95 公斤白米和 85 公斤面粉，标准米面保留了较多的 B 族维生素、纤维素和无机盐，在预防某些营养缺乏病和节约粮食方面都收到较好的社会及经济效益。

（2）谷物烹调：谷物经过烹调，改善了感官性状，提高消化吸收率，杀灭病原微生物。烹调可使纤维素变软，同时增加了主要成分淀粉的适口性，但烹调加工过程中可使某些营养素损失。如淘洗可损失部分水溶性维生素和矿物质，淘洗次数越多、浸泡时间越长、水温越高，损失越大；水煮面条可有 30%～40% 维生素溶入汤中；较之蒸米饭法，米饭弃米汤的捞饭法，损失的维生素和矿物质更多；米饭在电饭煲中保温时间越长，维生素 B_1 损失越多；在制作面食时，一般蒸、烙、烤方法，B 族维生素损失较少，高温油炸损失较大；目前市售"免淘洗米"可直接蒸煮，可保留更多营养素。

（二）薯类

薯类是马铃薯、红薯、芋头、山药、木薯等根茎类食物的统称，富含淀粉、膳食纤维，含

有较多的矿物质和 B 族维生素，与人类健康密切相关。从薯类中提取的淀粉可制作粉丝，或作为其他食品的原料。

1. 薯类的营养价值

（1）蛋白质：薯类中蛋白质含量比谷类低，马铃薯约为 2%，红薯约为 1%，红薯氨基酸组成与大米相近。

（2）碳水化合物：主要是淀粉和膳食纤维，薯类的淀粉含量仅次于谷类，含 16%～30%，能量仅相当于相同重量谷类的 1/4～1/3，对于一些需要控制能量摄取的人群是有帮助的。

（3）矿物质：薯类中含有一定量的磷、铁、钾、钙等矿物质。

（4）维生素：马铃薯含有丰富的维生素 C、B 族维生素和胡萝卜素，其中以维生素 C 含量最多，达 27mg/100g。红薯含胡萝卜素非常丰富，是胡萝卜素的良好来源，其含量为马铃薯的 4 倍，维生素 C 含量为 25mg/100g。木薯维生素 C 含量高达 35mg/100g。鲜薯中的维生素 C 含量均比大米高。

2. 薯类的保健作用　薯类富含丰富的膳食纤维，红薯为 1.3%，马铃薯为 0.7%，木薯为 1.6%，其在肠内可吸收大量水分，增大粪便体积，促进肠胃蠕动和通便，因而增加薯类摄入可降低便秘的发病风险，对于预防结直肠肿瘤有一定作用；薯类含有丰

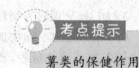

考点提示

薯类的保健作用

富的胶原和黏液多糖类物质，这类物质能促进胆固醇代谢，抑制胆固醇在动脉壁沉积，保护动脉血管的弹性，防止动脉粥样硬化；薯类是碱性食品，与动物性食物搭配，有利于维护机体酸碱平衡。减轻人体代谢负担，对健康有益。但油炸薯片和薯条因油脂含量较高，过多摄入可增加肥胖的发病风险。

二、豆类、坚果类

（一）豆类的营养价值

豆类按其营养成分含量不同大致可分为两类：一类为大豆类，即黄豆、青豆、黑豆；另一类为其他豆类，也称杂豆类，包括绿豆、赤豆、豌豆、蚕豆等。前者含有较多的蛋白质和脂肪，碳水化合物较少；后者含有较少的蛋白质和脂肪，而碳水化合物相对较多。大豆及其制品是我国居民膳食中优质蛋白质的重要来源，充分利用大豆及其制品是解决居民膳食中蛋白质摄入不足的重要途径。

1. 大豆的营养成分

（1）蛋白质：大豆中的蛋白质含量为 35%～40%，是植物性食物中蛋白质含量最高的食品，由球蛋白、清蛋白、谷蛋白和醇溶蛋白组成，其中以球蛋白含量最多，大豆蛋白质的氨基酸模式较好，属于优质蛋白质，其赖氨酸含量较多、蛋氨酸含量较少，与谷物混合食用，可较好的发挥蛋白质的互补作用。

（2）脂肪：大豆含有 15%～20% 的脂肪，其中不饱和脂肪酸占脂肪总量的 85%，且以亚油酸为主（52%～57%），还含有较多的磷脂、少量的胆固醇，以及具有抗氧化作用的维生素 E。

考点提示

豆类的限制氨基酸

（3）碳水化合物：大豆含碳水化合物相对较少，为 25%～30%，其中一半是可供利用的淀粉、半乳糖和蔗糖，另一半是人体不能消化吸收的棉籽糖和水苏糖，存在于大豆细胞壁，在肠道细菌作用下发酵产气可致腹胀。

（4）矿物质：大豆富含钙、铁等矿物质，钙含量丰富，是老人、儿童膳食钙的较好来源。

（5）维生素：大豆含有丰富的维生素 B_1、B_2。此外，还含有较多的胡萝卜素和维生素 E，干大豆几乎不含维生素 C，但发芽后可产生一定量的维生素 C。

2. 大豆中的抗营养因素　大豆中含有一些天然的抗营养因子，可影响人体对某些营养素的吸收，如蛋白酶抑制剂、胀气因子、植酸以及植物红细胞凝集素等，使大豆蛋白质的消化吸收率只有 65% 左右。在食用大豆时，通过水泡、磨浆、加热、发酵、发芽等方法加工成豆制品，合理处理抗营养因素，可提高大豆的消化率，充分发挥其营养价值。

3. 大豆的保健作用　除营养物质外，大豆还含有多种有益健康的物质，如大豆异黄酮（又称为植物雌激素）、大豆皂苷、大豆甾醇、大豆卵磷脂、大豆低聚糖等。大豆异黄酮能够弥补 30 岁以后女性雌激素分泌不足的缺陷，改善皮肤水分及弹性状况，缓解更年期综合征和改善骨质疏松，使女性再现青春魅力；大豆异黄酮的雌激素作用影响到激素分泌、代谢生物学活性、蛋白质合成、生长因子活性，是天然的癌症化学预防剂；大豆皂苷具有广泛的生物学作用；大豆甾醇的摄入能够阻止胆固醇的吸收，抑制血清胆固醇的上升，因此可以作为降血脂的原料，起到预防和治疗高血压、冠心病等心血管疾病的作用；大豆卵磷脂对营养相关疾病具有一定预防作用；大豆低聚糖具有维持肠道微生态平衡、提高免疫力、降血脂和降血压的作用；多吃大豆及其制品可降低乳腺癌和骨质疏松症的发病风险。

4. 大豆制品的营养价值　传统豆制品是以大豆为原料制作的发酵或非发酵食品，如豆酱、豆浆、豆腐及其制品、豆芽等，是膳食中优质蛋白质的重要来源。

豆腐蛋白质含量为 8%，豆腐制品蛋白质可达 17%～45%，其生物价值较高，为优质蛋白质，消化吸收率可达 92%～96%。豆腐也是钙和维生素 B_1 的良好来源；豆浆蛋白质含量近似牛奶，其中必需氨基酸种类较齐全，铁的含量是牛奶的 4 倍；豆芽是大豆、绿豆在适宜的水分、温度下发芽生成，大豆蛋白在发芽过程中分解为氨基酸和多肽，同时破坏了抗胰蛋白酶因子，提高了蛋白质的生物利用率，在发芽过程中，由于酶的作用，使矿物质和维生素含量倍增，尤以维生素 C 含量，发芽前几为零，发芽后可达 6-8mg/100g，其维生素 C 和膳食纤维可与新鲜的蔬菜和水果相媲美。

5. 其他豆类的营养价值　其他豆类蛋白质含量均低于大豆，一般为 20% 左右，脂肪含量较少，为 1%～2%，碳水化合物占 50%～60%，主要以淀粉形式存在，其他营养素与大豆相似，也是营养价值较高的一类植物性食物，起着丰富人们膳食结构的作用。

（二）坚果类

坚果是我国传统膳食的组成部分，通常指富含油脂的种子类食物，一般分为两类：一是树坚果，包括核桃、栗子、腰果、开心果、扁桃仁、杏仁、松子、白果（银杏）、夏威夷果等，二是种子，包括花生、葵花子、南瓜子、西瓜子等。从营养特点上区分，又可分为富含淀粉类和富含油脂类。

坚果属于高能量食物，富含脂类，尽管坚果总脂肪含量很高，但几乎总脂肪的一半是不饱和脂肪酸。花生、核桃的亚油酸含量丰富，其他成分如卵磷脂、维生素和矿物质及植物化学物能很好地发挥健脑益智、补身强体作用；花生的蛋白质含量比肉还高，且不含胆固醇，有"植物肉"之美称；坚果还含有一定量的植物固醇，富含精氨酸、膳食纤维、微量营养素（如叶酸、维生素 E 等）、微量元素钙、镁、钾，而钠含量较低，与人类健康密切相关。研究表明，适量摄入坚果可降低心血管疾病、高血压、结肠癌的发病风险，改善

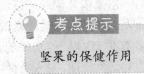

考点提示

坚果的保健作用

血脂异常。但过量食用会增加总能量摄入，造成营养过剩。另外，坚果最好选择原味的，其富含活性物质。而其加工过程通常会带入较多的盐、糖或油脂，会破坏坚果原有的活性物质。

三、蔬菜、水果类

蔬菜和水果品种繁多，是人体许多营养素的重要来源，蔬菜、水果含有大量水分和丰富的维生素、矿物质和膳食纤维，含有一定量的碳水化合物，蛋白质和脂肪含量很低。此外，蔬菜和水果中还含有多种有机酸、芳香物质、色素、酶类等活性成分，如萝卜中含有淀粉酶，生食有助于消化；大蒜中含有植物杀菌素和含硫化合物，具有抗菌消炎的作用。

（一）蔬菜的营养价值

蔬菜按其品种和可食部分，分为根茎类、叶菜类、花芽类、果实类（瓜茄类、鲜豆类）等几大类。蔬菜一般含蛋白质和脂肪很少，能量低，主要营养成分有碳水化合物、矿物质和维生素。

1. 蛋白质和脂肪　蔬菜蛋白质含量较低，一般在 1%～3%，必需氨基酸中赖氨酸、蛋氨酸含量低。但鲜豆类中毛豆、蚕豆、豌豆等蛋白质含量可达 12% 左右。多数蔬菜脂肪少于 1%。

2. 碳水化合物　蔬菜中的碳水化合物含量较低，仅为 2.5%～12%，主要为单糖、双糖、淀粉和膳食纤维。

蔬菜中所含的纤维素、半纤维素、木质素和果胶是人们膳食纤维的主要来源，膳食纤维虽不参与代谢，但可促进肠蠕动，减少或阻止胆固醇等物质吸收，具有预防便秘、癌症，降低血脂和血糖及减肥等作用。

3. 矿物质　蔬菜富含矿物质，如钙、磷、铁、钾、钠、镁、铜等，是膳食中矿物质的主要来源，对维持机体酸碱平衡起重要作用，钾、钙、镁和磷对维持骨健康和预防心脑血管病具有重要意义。

4. 维生素　蔬菜是膳食维生素 C、β- 胡萝卜素、维生素 B_2 和叶酸的重要来源。维生素 C 一般在蔬菜代谢旺盛的叶、花、茎内含量丰富，叶菜类和花芽类含量很高，根茎类次之，深绿色蔬菜较浅色蔬菜多，叶菜含量较瓜菜高，如苋菜维生素 C 高达 47mg/100g，小白菜约为 28mg/100g，黄瓜仅为 9mg/100g。深色蔬菜还含有其他多种色素物质，如叶绿素、叶黄素、番茄红素、花青素等，以及其中的芳香物质，它们赋予蔬菜特殊的丰富色彩、风味和香气，有促进食欲的作用，并呈现一些特殊的生理活性。蔬菜的合理烹调，如先洗后切、不宜久泡、开汤下菜、急火快炒、炒好即食等方法，有助最大限度保存蔬菜中的矿物质和维生素。生食可最大限度保持蔬菜的营养价值。

蔬菜中所含维生素 C、β- 胡萝卜素、叶酸和维生素 K 以及多种植物化学物具有维持正常血管功能、抗氧化、抗炎及预防心脑血管疾病和癌症等广泛的功效。研究表明，绿叶蔬菜可降低糖尿病及肺癌的发病风险，葱类蔬菜可降低胃癌风险。

（二）水果的营养价值

水果依其构造和特性主要分为六大类，即仁果类、核果类、浆果类、瓜果类、柑橘类、热带及亚热带水果类。新鲜水果含水分多，含水量一般在 85%～90%，蛋白质和脂肪含量少，多数在 1% 以下，水果的营养价值与新鲜蔬菜类似，富含膳食纤维、维生素、矿物质和各类生物活性物质，与人类健康密切相关。

1. 碳水化合物　水果所含碳水化合物在 8%~20% 之间,主要以双糖或单糖形式存在,水果因其种类不同,含糖的种类和数量差异较大,如苹果和梨以果糖为主,桃、李、柑橘以蔗糖为主,葡萄、草莓则以葡萄糖和果糖为主。许多水果还富含纤维素、半纤维素和果胶等,尤其含较多可

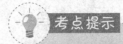

考点提示

水果中所含果胶的保健作用

溶性膳食纤维果胶,不仅利于肠道健康,还对体重控制、调节糖脂代谢发挥有益作用,果胶还是制作果酱不可缺少的成分,以山楂、苹果、海棠果等含量为多。

2. 矿物质　水果也是人体所需矿物质如钙、磷、铁、锌、铜、镁的良好来源,对维持体内酸碱平衡起重要作用。香蕉、青橄榄、黑加仑、枣、龙眼等的钾含量较高,草莓含锌量较高,青橄榄富含钙。

3. 维生素　水果是维生素 C、胡萝卜素以及 B 族维生素的重要来源。新鲜水果中含较多维生素 C,以鲜枣中最多,可达 243mg/100g,酸枣、柑橘类、浆果类中含量也很高;红色和黄色水果(如芒果、柑橘、木瓜、山楂、沙棘、杏、刺梨)中胡萝卜素含量较高。

4. 植物化学物、有机酸和色素　水果还含有丰富的植物化学物,如黄酮类物质、芳香物质、香豆素等,它们具有特殊生物活性,有益机体健康。芳香物质和色素使水果具有特殊的香味和颜色,可赋予水果良好的感官性状。水果中的有机酸以果酸、柠檬酸、苹果酸和酒石酸为主,可刺激人体消化腺分泌,增进食欲,有利于食物消化吸收,另一方面,有机酸使食物保持一定酸度,可保护维生素 C 的稳定性。

把水果作为日常饮食的一部分,可降低心血管疾病和某些癌症(如食管癌、胃癌、结直肠癌等)的发病风险,预防成年人的肥胖和体重增长。摄入充足的水果,可确保膳食纤维、微量营养素和一系列重要的非营养物质,尤其是植物化学物的摄入;此外,增加水果摄入也有助于替代饱和脂肪、糖或盐含量较高的食品,对人类健康有重要作用。

(三) 野菜、野果和食用蕈的营养价值

我国可食用的野菜、野果、蕈类资源丰富,很多品种具有很高的营养价值。

1. 野菜　某些野菜富含丰富的维生素如胡萝卜素、维生素 B_2、C 及叶酸等,其蛋白质含量一般也高于普通蔬菜,具有较高的食用价值,深受人们的喜爱。需要注意的是有些野菜具有毒性物质,需谨慎选择,科学烹调,除无毒的野苋菜、刺儿菜、苜蓿等不必经处理可直接清洗生食或烹调食用外,多数可食用野菜须进行预处理,如先烫煮再清水浸泡除去涩味和苦味。

2. 野果　我国许多地区特别是山区生长着各种可食野果,如猕猴桃、酸枣、沙棘、刺梨等。这些野果富含维生素 C,并含有大量胡萝卜素、有机酸、生物类黄酮和其他具有营养和保健作用的物质。

3. 食用蕈　食用蕈主要是人工栽培蕈。包括金针菇、香菇、银耳、黑木耳等。食用蕈风味独特,营养丰富,是一类较珍贵的副食品,有些还具有一定的保健和药用价值,被视为滋补品。

第二节　动物性食物

动物性食物种类很多,主要有畜类、禽类、鱼类、奶类、蛋类等。动物性食品营养丰富,能提供人体需要的优质蛋白质、脂肪、矿物质和维生素等多种营养成分,是人类重要的食物资源。

一、畜、禽肉和鱼类

(一) 畜肉类的营养价值

畜肉包括猪、牛、羊、鹿、马等牲畜的肌肉、内脏、血等可食部分,经合理加工烹调,味道鲜美,具有良好的饱腹感,且易于消化吸收,是人体蛋白质等营养素的重要来源。

1. **蛋白质** 畜肉蛋白质大部分存在于肌肉和内脏中,含量约为 10%～20%。畜肉蛋白质含人体所需的各种必需氨基酸,且比例适当、数量充足,易于消化吸收,营养价值高,属于优质蛋白质。此外,畜肉中存在的含氮浸出物(包括肌凝蛋白、肌肽、肌酸、肌酐、嘌呤碱和氨基酸)是肉汤鲜美的主要原因,成年动物含量高于幼年动物。就蛋白质含量而言,牛肉最高、羊肉次之,猪肉较低;以猪肉不同部位为例,里脊肉、后臀尖、肋条肉蛋白质含量分别为 21%、15%、10%;牲畜血中蛋白质含量约 10%。

2. **脂肪** 畜肉中脂类含量变化比较大,因物种、肥瘦程度及部位不同有较大差异。猪肉中脂肪含量最高,羊肉次之,牛肉最低。肥肉可达 90%,里脊肉才 8% 左右,内脏一般含量在 2%～11%。畜肉脂类以饱和脂肪酸为主,其必需脂肪酸含量明显低于植物油脂,营养价值不高。

3. **碳水化合物** 畜肉中的碳水化合物主要以糖原形式存于肝脏和肌肉中,含量很少,由于酶的分解作用,随存放时间延长,其糖原含量逐渐降低。

4. **矿物质** 畜肉中矿物质含量一般为 0.8%～1.2%,瘦肉高于肥肉,其中铁、磷含量比较多。铁主要以血红素形式存在,容易消化、吸收;钙含量很少,但吸收率高。此外,畜肉也是锌、铜、硒、锰等多种微量元素的良好来源。

5. **维生素** 畜肉中 B 族维生素和维生素 A 含量较多。畜类肝脏中含有很多维生素,如维生素 A、维生素 B_2 和维生素 D。

尽管畜肉中营养素含量丰富,但其中饱和脂肪酸、胆固醇等含量较高,大量摄入可提高血清胆固醇以及低密度脂蛋白胆固醇(LDL-C)的水平,与 2 型糖尿病、肥胖等慢性疾病发生存在一定关联。因此,畜肉摄入量应维持在适宜的范围内。中国居民膳食指南推荐每周每人畜禽肉摄入量为 280～525g,优先选择鱼和禽,少吃肥肉、烟熏和腌制肉制品,合理烹调,少煎炸。

(二) 禽类

禽肉包括鸡、鸭、鹅、火鸡、鸽及鹌鹑等飞禽的肌肉、内脏及其制品。是高蛋白、低脂肪、高营养的动物性食物。

1. **蛋白质** 禽肉的蛋白质含量约为 20% 左右(鸡肉和鹌鹑肉的蛋白质含量为 16%～23%,鸭肉的蛋白质含量为 18% 左右),氨基酸组成与人体需要接近,禽肉不但能维持成人的健康,还能促进儿童生长发育,是人体获取优质蛋白质的重要途径之一,禽肉蛋白中谷氨酸、天门冬氨酸含量很高,平均占氨基酸总量的 18% 和 10%,这两种氨基酸都是鲜味氨基酸,其含量决定了家禽肉的鲜美程度。另外,较畜肉而言,禽肉的肉质更细嫩,含氮浸出物多,故其肉汤较畜肉更鲜美。

2. **脂肪** 禽肉肌肉组织内的脂肪含量变化很大,少到 1%,多到 20%,但远低于畜肉的脂肪含量,且熔点低,其中 20% 为亚油酸。火鸡和鹌鹑的脂肪含量在 3% 左右,鸡和鸽子为 9%～14%,鹅为 20%,鸭可达 28%。脂肪是肌肉中仅次于蛋白质的另一种重要成分,脂肪的多少直接影响禽肉的多汁性、嫩度和香味,脂肪酸的组成在一定程度上决定了肉的风味。

3. **矿物质** 禽肉矿物质含量与畜肉相近,其中钙、磷、铁、锌高于畜肉。禽肉的心脏、肝脏、肾脏等内脏器官中富含多种矿物质，且平均含量高于肌肉。禽肉中的铁主要以血红蛋白形式存在，在肝脏和血液中的含量十分丰富，高达 10～30mg/100g，为铁的良好膳食来源。

4. 维生素　禽肉可提供多种维生素，主要以维生素 A 和 B 族维生素为主，内脏含量普遍高于肌肉，以肝脏含量最丰富。禽类的内脏含有的维生素 A 比畜类要高 1 倍至 6 倍。鸭肉 B 族维生素和维生素 E 含量较高，每 100g 鸭肉中含有 B 族维生素 10mg 左右（主要为烟酸、维生素 B_2、B_1），还含有少量维生素 E。鸭肉被世界卫生组织列为首选的健康动物食品，具有高蛋白、低脂肪、低胆固醇、富含 B 族维生素和维生素 E 及多种矿物质等特点。

尽管禽肉有诸多营养素，但考虑该类食物含有较多的动物脂肪和胆固醇，摄入太多也有可能增加糖尿病、冠心病、肥胖症等疾病的发病风险，因此要控制摄入量。

（三）鱼类

鱼类按照其生存的水域差别，将其分为海水鱼和淡水鱼，海水鱼又分为深海鱼和浅海鱼；按其所含脂肪量不同也可将其分为多脂鱼、低脂鱼等。广义的鱼类还包括虾、蟹、贝类等水产品，含有丰富的优质蛋白质、较多的不饱和脂肪酸、维生素和矿物质，与人类健康密切相关。

1. 蛋白质　鱼肉中的蛋白质含量视鱼的种类、年龄、肥瘦程度及捕获季节等不同而有较大差别，鱼肉中蛋白质含量一般为 15%～22%，含人体所必需的各种氨基酸，尤其富含亮氨酸和赖氨酸，色氨酸偏低。鱼肉肌纤维较短，间质蛋白质较少，水分含量较多，因此肉质柔软细嫩，较畜禽类更易消化。鱼的结缔组织和软骨组织中的胶质和黏蛋白等含氮物质，加水煮沸后溶出，是鱼汤冷却后形成凝胶的主要物质。

2. 脂肪　鱼类含脂肪在 1%～10% 之间，多由不饱和脂肪酸组成，主要包括 n-3 多不饱和脂肪酸和 n-6 多不饱和脂肪酸，其中二十碳五烯酸（EPA）和二十二碳六烯酸（DHA）具有降低血脂、防止动脉粥样硬化、抗癌等作用。人体对鱼类脂肪的消化吸收率在 95% 左右。鱼类胆固醇含量一般在 100mg/100g 左右，但鱼子、虾子、蟹黄中含量较高。

3. 碳水化合物　鱼肉中碳水化合物含量很低，约为 1.5%，主要以糖原形式存在，还有一些鱼不含有碳水化合物，如草鱼、青鱼、鲢鱼、鲈鱼等。

4. 矿物质　鱼肉中的矿物质含量约为 1%～2%，含有镁、钙、磷、铁、锌、铜、碘等。其中钙、碘含量比畜禽肉高，深海鱼中的含量又比淡水鱼要高，虾皮中钙可达 1000mg/100g，牡蛎中锌特别丰富，且吸收率比植物性食物高。

5. 维生素　海水鱼的肝脏富含维生素 A 和 D，也是生产鱼肝油的原料。鱼的肌肉中含有较多的维生素 B_1、B_2、烟酸、维生素 E 等，但几乎不含维生素 C。鱼类肌肉中含有硫胺素酶，鱼死后可破坏维生素 B_1，因此鱼类应在新鲜时加工烹调食用为宜。

虽然鱼肉总营养价值较高，但由于鱼类受生活水域的环境影响，可通过食物链的生物积累和生物放大作用将重金属积聚在体内。如汞污染水域后，可通过微生物的作用在鱼类体内转变为甲基汞，鱼类吸收甲基汞的效率极高，而清除速度却很慢，其体内的甲基汞大部分都蓄积在肌肉组织中。鱼的营养级越高、鱼龄越大，甲基汞在鱼肉中的含量也越高。对人类而言，食用这些甲基汞含量过高的鱼类将大大增加人体的甲基汞暴露风险并对健康产生不利影响，例如，20 世纪 50 年代发生在日本的"水俣病"事件。

贝类、虾、蟹是我国居民食用较多的水产品。其蛋白质含量高、脂肪含量低、富含不饱和脂肪酸和多种维生素，钙、碘、锌、硒等矿物质比例恰当，易被人体消化吸收。

（四）加工烹调对畜、禽、鱼类食物营养素的影响

加工烹调有利于蛋白质消化吸收，矿物质和维生素在炖、煮、烧方法加工时，可部分

溶于水，若连汤一起食用则损失不大；在高温制作过程中，B 族维生素损失较多，不同烹调方法对 B 族维生素的影响不同，如猪肉切丝炒时，维生素 B_1 可保存 87%，做蒸肉丸时保存 53%，清炖猪肉时（大火煮沸后小火煨半小时）保存 40%。鱼类蒸时与水接触较少，可溶性营养素损失较少。

二、奶类

奶类所含营养素种类齐全，比例适当，易消化吸收，营养价值极高，能提供机体优质蛋白质、钙、脂溶性维生素及 B 族维生素。母乳能满足 6 个月以内婴幼儿生长发育的全部需要。奶类以牛奶食用最为普遍，适合所有健康人群，更是母乳不足的婴幼儿以及老弱、患者等人群的理想食品。

（一）鲜奶的营养价值

鲜奶呈乳白色，主要成分有乳糖、酪蛋白钙 - 磷的复合体胶粒、水溶性盐类、维生素及细小的脂肪微粒。奶除脂肪含量变动较大外，其他成分基本稳定，故比重可作为评价鲜奶的简易指标。奶类呈微酸性，含水约 83%，味道温和，稍有甜味，具有特有的奶香味。

1. 蛋白质 奶类蛋白质含量约为 3%，主要为酪蛋白，其次还有较少的乳清蛋白和乳球蛋白。消化吸收率为 90% 以上，生物学价值为 85，其必需氨基酸含量和构成与鸡蛋相似，属优质蛋白质，含有丰富的赖氨酸，是谷类食物的天然互补食品。

2. 脂肪 奶中脂肪含量约占总量的 3%～4%，其中油酸占 30%，亚油酸和亚麻酸分别占 5.3% 和 2.1%。鲜奶的营养价值以微脂肪球形式存在，呈高度乳化状态，易于消化吸收。

3. 碳水化合物 主要为乳糖，还有少量葡萄糖、果糖和半乳糖。人乳碳水化合物含量为 7.0%～7.8%，牛奶的含量为 4.6%～5.1%。乳糖有调节胃酸、促进胃肠蠕动和消化液分泌的作用，并能促进钙、铁、锌等矿物质吸收，以及助长肠道乳酸杆菌繁殖，抑制腐败菌生长。消化道中乳糖酶可使乳糖分解为葡萄糖和半乳糖，但随着年龄的增长

考点提示

乳糖不耐受症

乳糖酶逐渐减少，所以有些成人食用牛奶后会发生腹泻等症状，称为乳糖不耐受症。可采用少量多次的方式饮用，以便肠道逐渐适应对牛奶的消化，或饮用酸奶以避免此症。

4. 矿物质 奶中的矿物质含量为 0.70%～0.75%，富含钙、磷、钾。奶中的矿物质大部分与有机酸或无机盐结合成盐类。牛奶中钙含量可达 1g/L，且吸收率高，是钙的理想来源。奶中铁含量低（2g/L），用牛奶喂养婴儿时应注意铁的补充，从 4 月龄期补充蛋黄、肝泥、青菜泥等辅食或选用铁强化奶粉。此外，奶中还含有铜、锌、碘等多种微量元素。

5. 维生素 奶中含有人体所需多种维生素，其含量与饲养方式有关，夏季放牧期，青饲料充足，光照良好，牛奶中维生素 A、维生素 D、胡萝卜素和维生素 C 含量较冬春季棚内饲养明显增多。目前，多数鲜奶中强化了维生素 A、维生素 D。

（二）奶制品的营养价值

奶制品是指将鲜奶根据不同需要加工制成的奶类食品，主要包括消毒鲜奶、酸奶、奶粉、炼乳等。

1. 消毒鲜奶 消毒鲜奶是将鲜牛奶过滤、高热灭菌后，分装出售的饮用奶，是奶制品中产量最大的一种。消毒鲜奶除维生素 B_1、维生素 C 有损失外，营养价值与新鲜生牛奶差别不大，市售消毒牛奶中强化了维生素 A、维生素 D、维生素 B_1 等营养素。

2. 酸奶 酸奶是一种发酵奶制品，以鲜牛奶、奶粉或炼乳为原料接种乳酸菌发酵制成，

发酵后乳糖变为乳酸，蛋白质凝固和脂肪不同程度的水解，产生大量游离的氨基酸、肽，因此酸奶更易被消化。酸奶不仅保留了牛奶的健康功效如促进骨骼健康，还有一些自己独特的优点，由于其 pH 值偏低，使矿物质钙、镁呈离子状态，提高了人体对矿

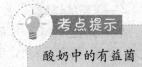

考点提示

酸奶中的有益菌

物质的生物利用度，并可刺激胃酸分泌。酸奶中的有益菌能合成维生素，是 B 族维生素烟酸、维生素 B_2、B_6、B_{12} 的良好来源。酸奶中含有的益生菌乳酸菌（乳酸杆菌和双歧杆菌）和链球菌，可调整肠道菌群，抑制肠道腐败菌生长繁殖，调整肠道正常菌群组成，防止腐败胺类产生，促进肠道健康，提高机体免疫力，对一些慢性病如代谢性疾病、心血管疾病都有良好的预防作用。研究发现，酸奶可改善乳糖不耐受症、便秘和幽门螺旋杆菌的根除率，可降低 2 型糖尿病的发病风险，适合消化功能不良的人群特别是婴幼儿、老年人饮用。

3．奶粉　将消毒后的鲜牛奶经浓缩、喷雾干燥制成的粉状食品。根据是否脱脂及调制，分为全脂奶粉、脱脂奶粉和调制奶粉（又称配方奶粉）。

（1）全脂奶粉：主要去除鲜奶中的水分，采用喷雾干燥法将奶喷成雾状微粒。全脂奶粉溶解性好，对奶的色、香、味和蛋白质及其他营养成分影响极小，脂肪含量在 26% 左右，适合于普通人群食用。

（2）脱脂奶粉：将鲜奶脱脂后用与全脂奶粉同样的工艺生产，由于脱脂造成了脂溶性维生素的损失，此奶粉是一种高蛋白低脂肪的营养食品，适合于腹泻的婴幼儿、需低脂饮食人群（如老年人、高血压及肥胖人群）。

（3）调制奶粉：以牛奶为基础根据某种特殊需要，在营养组成上加以调制和改善而制成的奶粉。多为婴儿配方奶粉，参照母乳组成模式调制而成，使各种营养成分的种类、含量和比例接近母乳，如调整牛奶中酪蛋白含量及酪蛋白与乳清蛋白的比例，添加乳糖，以适当比例强化维生素 A、D、B_1、B_2、C 和叶酸、微量元素等，以适合婴幼儿生长发育。还有为肾脏病人配制的限制蛋白质的配方奶，为心脏病人配制的限制钠盐的配方奶等。

4．炼乳　炼乳是一种浓缩奶制品，主要分为甜炼乳、淡炼乳。

（1）甜炼乳：是在牛奶中加入约 16% 的蔗糖后，浓缩至原体积的 40% 制成的半流体奶制品，成品甜炼乳中蔗糖含量为 40%～45%，渗透压增大，可抑制细菌生长，成品保质期较长。因糖分过高，食用前需加大量水稀释，造成蛋白质等营养成分相对降低，故不宜用于喂养婴儿，主要用于家庭甜食制作或冲入咖啡饮用。

（2）淡炼乳：又称蒸发乳、无糖炼乳。是将牛奶浓缩至原体积的 1/3 后罐装密封，经加热灭菌并通过均质化操作制成的奶制品。淡炼乳中维生素 B_1 含量有所减少，其他营养成分与鲜奶几乎相同，由于经过均质处理，使脂肪球细微化，更易消化吸收，可用于喂养婴儿。

（三）加工烹调对奶类营养价值的影响

奶类一般采用高温瞬时消毒方法，营养素损失不大，可直接饮用或略加热。对未经消毒的奶，食用前应煮沸消毒，但加热时间过长易造成奶中营养素损失。酸奶不宜加热。

三、蛋类

蛋类是人类重要的营养来源，以鸡蛋产量最大，食用最普遍。各种蛋类结构相同，营养价值相似，具有营养全面、均衡、易于消化吸收、食用方便等优点，是理想的天然食品，也是食品制造业的重要原料。

（一）蛋的结构

各种禽蛋大小不一，但结构基本相同，由蛋壳、蛋清、蛋黄组成，以鸡蛋为例，每只鸡蛋约重 50 克，蛋壳占 11%，蛋清占 57%，蛋黄占 30%。蛋壳的颜色因鸡的品种而异，与蛋的营养价值无关。

（二）蛋的营养价值

1. 蛋白质　蛋白质含量约 12% 左右，鸡蛋蛋白质不但有人体需要的各种氨基酸，且氨基酸组成与人体蛋白质氨基酸模式十分相近，生物学价值为 95，为天然食物中最理想的优质蛋白质，全蛋蛋白质几乎能被人体完全消化吸收和利用。在食物蛋白质营养评价时，常以鸡蛋蛋白质作为参考蛋白。

2. 脂肪　脂肪含量约为 10%～15%，主要集中在蛋黄中，分散成细小的颗粒，易于消化吸收，主要包括甘油三酯、胆固醇和以卵磷脂为代表的磷脂。100g 全蛋中含胆固醇 585mg，每 100g 蛋黄中胆固醇为 1510mg。吃一只鸡蛋摄入胆固醇约为 200mg。但摄入胆固醇远低于机体每天合成的胆固醇，健康的机体会有效地调节体内胆固醇，使其保持一个平衡状态，但对某些患有代谢性疾病的人群来说，机体调节能力会受到一定影响，需注意额外摄入胆固醇对血脂代谢的影响，而高胆固醇血症最主要的危害是引起冠心病及动脉粥样硬化。对于健康人群来讲，每天一个全蛋，对血清胆固醇水平影响很小，而其带来的营养效益远高于其所含胆固醇的影响。

3. 碳水化合物　蛋类含糖较少，平均 1%～3%，在蛋清中主要是甘露糖和半乳糖，并以与蛋白结合的形式存在；在蛋黄中主要是葡萄糖，大部分以与磷蛋白结合形式存在。

4. 矿物质　蛋类是多种矿物质的良好来源，含钙、磷、铁较多，还含有锌、硒等，主要集中在蛋黄内，其中钙、磷的吸收率较高，所含铁因与磷蛋白结合，吸收率较低。

5. 维生素　禽蛋的维生素绝大部分存在于蛋黄中，维生素种类齐全，包括所有的 B 族维生素、维生素 A、维生素 D、维生素 E、维生素 K 及微量的维生素 C，其中维生素 D 含量与季节、饲料组成、饲养期间受日照时间及蛋的存放时间长短有关。

（三）加工烹调对蛋类营养价值的影响

一般烹调加工方法如蒸、煮、煎、炒等，除维生素 B_1 少量损失外，对其他营养素影响不大，经过烹调加热，不仅灭菌，更有破坏蛋清中的抗生物素和抗胰蛋白酶的作用，前者妨碍生物素的吸收，后者抑制胰蛋白酶的活力。经加工烹调后，可使蛋白质等营养素的消化、吸收、利用更完全。

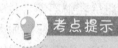

考点提示

生蛋中的抗生物素和抗胰蛋白酶作用

小结

食物的性质不同，其营养成分也就不同。谷薯类富含淀粉，是我国居民能量和蛋白质的主要来源；豆类富含蛋白质、矿物质和维生素，合理加工可提高其消化率；蔬菜、水果富含矿物质、维生素和膳食纤维；畜、禽肉和鱼类是优质蛋白质、矿物质、脂溶性维生素及 B 族维生素的良好来源；奶类是营养素比较齐全的食品，其营养价值高；蛋类的氨基酸模式与人体需要模式相近，生物学价值高，是理想的天然优质蛋白质。

（刘宇峰）

目标测试

选择题

1. 采用甲状腺摄 131 碘（131I）试验测定甲状腺功能时，在试验期间应忌食的食物有
   A. 大白菜   B. 紫菜
   C. 芹菜   D. 西红柿
   E. 西蓝花

2. 对谷物进行碾磨加工时，加工精度越高，营养素损失越大，其中损失最为突出的是
   A. 蛋白质   B. B族维生素
   C. 脂溶性维生素   D. 脂肪
   E. 碳水化合物

3. 对于患有慢性胃炎的人来说，下列食物适合患者食用的是
   A. 浓茶   B. 咖啡
   C. 辣椒   D. 面条
   E. 油条

4. 下列哪类食物的蛋白质含量最高
   A. 肉类   B. 蛋类
   C. 大豆   D. 奶类
   E. 谷类

5. 下列关于新鲜蔬菜、水果的陈述，正确的是
   A. 富含维生素A   B. 富含维生素C
   C. 富含蛋白质   D. 富含脂肪
   E. 富含碳水化合物

6. 食物中的β-胡萝卜素，在体内可以转变成
   A. 维生素C   B. B族维生素
   C. 维生素A   D. 维生素D
   E. 维生素K

7. 就蛋白质含量而言，以下哪种食物含量最高
   A. 牛肉   B. 羊肉
   C. 猪肉   D. 蔬菜
   E. 水果

8. 母乳能满足几个月以内的婴幼儿生长发育的全部营养需要
   A. 12个月   B. 10个月
   C. 8个月   D. 6个月
   E. 5个月

9. 不利于控制高血压的食物是
   A. 猪肉   B. 青菜
   C. 水果   D. 豆浆
   E. 鱼肉

10. 我国居民膳食结构中蛋白质的主要来源是

    A. 蔬菜类   B. 水果类

    C. 蛋类   D. 肉类

    E. 粮谷类

11. 在谷类中,下列哪一种营养成分占的比重最大

    A. 碳水化合物   B. 蛋白质

    C. 脂肪   D. 矿物质

    E. 维生素

12. 富含维生素C的食物是

    A. 奶牛   B. 蛋类

    C. 干菜类   D. 坚果类

    E. 新鲜的蔬菜和水果

13. 以下肉类食品中多不饱和脂肪酸含量较多的是

    A. 鸡肉   B. 猪肉

    C. 牛肉   D. 鸭肉

    E. 鱼肉

第四章 食品安全与食品科学

 学习目标

1. 掌握：保健食品、强化食品的定义和基本条件。
2. 熟悉：转基因食品的定义、优点及其安全性。
3. 了解：无公害农产品、绿色食品、有机食品的定义。

"民以食为天，食以安为先"。食品安全问题是老百姓最为关注的社会问题，也是政府最为重视的民生问题。我国"十三五"规划中明确强调食品安全的重要性，提出要实施食品安全战略，让人民群众吃得放心。安全食品分为无公害农产品、绿色食品和有机食品三个等级。无公害农产品是绿色食品的基础，有机食品是绿色食品的提升。食品科学体现在运用现代科学技术加工生产出符合人们意愿的保健食品、强化食品和转基因食品。

第一节 无公害农产品、绿色食品、有机食品

 案例

张大婶逛超市，在食品区偶遇散装绿豆饼降价促销，她认为绿豆饼是绿色食品，吃了对健康有益，一下子就买了二十多斤，打算留在家里慢慢吃。

请问：1. 什么是绿色食品？
 2. 张大婶的想法正确吗？

安全食品包括无公害农产品、绿色食品、有机食品，这三类食品有着不同的生产、加工标准和品质，满足着人们不同的消费需求。

一、无公害农产品

1. 无公害农产品的定义 产地环境符合无公害农产品的生态环境质量，生产过程符合规定的农产品质量标准和规范，有毒有害物质残留量控制在安全允许范围内，安全质量指标符合《无公害农产品标准》的农、牧、渔产品。其标志见图4-1。

为适应我国农业发展新阶段的要求，全面提高农产品质量安全水平，进一步增强农产品国际竞争力，维护消费者合法权益，保护农业生态环境，促进农业可持续发展和农民收入增加。我国从2002年开始，在全国范围内全面推进"无公害食品行动计划"。通过建立健全

农产品质量安全体系,逐步对农产品质量安全实施从"农田到餐桌"全过程监控,有效改善和提高我国农产品质量安全水平。

图4-1　无公害农产品标志

2. 无公害农产品的基本条件　无公害农产品严格要求有害物质控制在安全允许范围内,保证人们的食用安全。

（1）产地生态环境质量必须通过省级农业环境监测机构的评估。

（2）生产过程严格把关,全程监控,控制化肥、农药用量,禁用高毒、高残留农药。

（3）产品必须符合我国食品卫生标准。

（4）须取得无公害农产品管理部门颁发的标志或证书。

（5）实行抽查复查和标志有效期制度。

3. 无公害农产品的质量标准　评价无公害农产品的质量执行的是国家发布的《无公害蔬菜安全要求》、《无公害蔬菜产地环境要求》、《无公害水果安全要求》、《无公害水果产地环境要求》、《无公害畜禽肉产品安全要求》、《无公害畜禽肉产品产地环境要求》、《无公害水产品安全要求》、《无公害水产品产地环境要求》8项标准。

二、绿色食品

1. 绿色食品的定义　产自优良生态环境、按照绿色食品标准生产、实行全程质量控制并获得绿色食品标志使用权的安全、优质食用农产品及相关产品。绿色食品分为A级和AA级两种。

A级绿色食品:生产地的环境质量符合《绿色食品产地环境质量标准》,生产过程中严格按绿色食品生产资料使用准则和生产操作规程要求,限量使用限定的化学合成生产资料,并积极采用生物学技术和物理方法,保证产品质量符合绿色食品产品标准要求。A级绿色食品标志见图4-2。

AA级绿色食品:生产地的环境质量符合《绿色食品产地环境质量标准》,生产过程中不使用化学合成的农药、肥料、食品添加剂、饲料添加剂、兽药及有害于环境和人体健康的生产资料,而是通过使用有机肥、种植绿肥、作物轮作、生物或物理方法等技术,培肥土壤、控制病虫草害、保护或提高产品品质,从而保证产品质量符合绿色食品产品标准要求。AA级绿色食品标志见图4-3。

2. 绿色食品的基本条件　绿色食品是无污染、安全、优质的营养食品,其基本条件如下:

（1）产品或产品原料产地必须符合绿色食品生态环境质量标准。

（2）农作物种植、畜禽饲养、水产养殖及食品加工必须符合绿色食品生产操作规程。

（3）产品的包装、贮运必须符合绿色食品包装贮运标准。

（4）产品必须符合绿色食品的质量和卫生标准。

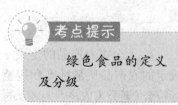

考点提示

绿色食品的定义
及分级

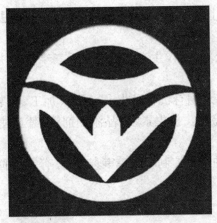

图4-2 A级绿色食品标志

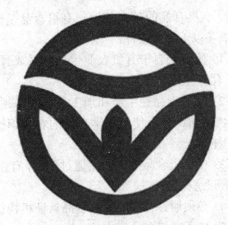

图4-3 AA级绿色食品标志

3. 绿色食品的质量标准 绿色食品标准是由农业部发布的推荐性农业行业标准（NY/T），是绿色食品生产企业必须遵照执行的标准。绿色食品标准以全程质量控制为核心，由以下6个部分构成：

（1）产地环境质量标准：规定了产地的空气质量标准、农田灌溉水质标准、渔业水质标准、畜禽养殖用水标准和土壤环境质量标准等，以保证绿色食品最终产品的无污染、安全性。

（2）生产技术标准：对生产绿色食品过程中使用的农药、肥料、食品添加剂、饲料添加剂、兽药和水产养殖药等做出了明确规定。并以此为依据制定绿色食品生产技术的操作规程，规范绿色食品的生产过程。

（3）产品标准：要求使用的主要原料必须来自绿色食品产地并按绿色食品生产技术操作规程生产。主要是对其农药残留和重金属进行严格的检测。

（4）包装标准：规定了包装材料选用的范围、种类，包装上的标识内容等。

（5）贮藏和运输标准：对绿色食品贮运的条件、方法、时间做出规定。以保证绿色食品在贮运过程中的质量。

（6）绿色食品其他相关标准。包括"绿色食品生产资料"认定标准、"绿色食品生产基地"认定标准等。

三、有机食品

1. 有机食品的定义 来自于生态良好的有机农业生产体系。在生产和加工过程中不使用化学农药、化肥、化学防腐剂等合成物质和基因工程技术的高品质食品。有机食品的标志见图4-4。

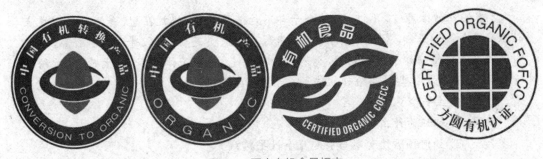

图4-4 国内有机食品标志

2. 有机食品的基本条件 有机食品是国际上对无污染天然食品比较统一的提法。它必须具备以下基本条件：

（1）原料来自于有机农业生产体系或野生天然产品，生产基地在最近三年内未使用过农药、化肥等违禁物质。

（2）有机食品在生产和加工过程中必须严格遵循有机食品生产、采集、加工、包装、贮藏、运输标准，禁止使用化学合成的农药、化肥、激素、抗生素、食品添加剂等，禁止使用基因工程技术。

（3）在有机食品生产和流通过程中，有完善的质量控制和跟踪审查体系，有完整的生产和销售记录档案。

（4）必须通过合法的有机食品认证机构认证。

（5）使用有机食品标志。

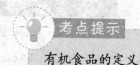

考点提示

有机食品的定义

3. 有机食品的质量标准 目前无国际性的统一标准，联合国制定的有机农业和有机农产品标准尚属于建议性标准，不过这个标准已为各个成员国制定有机农业标准提供了重要依据。尽管我国及欧盟、美国、日本、澳大利亚、加拿大、墨西哥、阿根廷、韩国等都已制定了有机农业及产品生产、加工准则性的标准，但各国的有机农产品执行的标准主要是出口国要求的标准。

知识链接

有机食品五要素

1. 原料必须来自有机农业生产体系，或采用有机方式采集的野生天然产品。
2. 严格遵循有机食品的生产、加工、包装贮藏和运输标准。
3. 有完善的质量跟踪审查体系和完整的生产及销售记录档案。
4. 生产活动不污染环境、不破坏生态。
5. 必须通过合法的有机认证机构的认证。

第二节 保健食品、强化食品、转基因食品

案例

5 岁的妞妞很可爱，不过，她的个子却不是很高，她妈妈就在想，是不是可以吃点什么让她长高？正好，家里有虫草胶囊、燕窝、雪蛤、灵芝粉、阿胶等高档滋补品，这些补品是别人送给妞妞爷爷奶奶的，老人都舍不得吃，说孩子体质不好，太瘦小，要给孩子补补，于是就把这些补品给妞妞吃了。结果一年下来，孩子居然来例假了，到医院一看，妞妞竟然性早熟了。

请问：1. 妞妞为什么会性早熟？

2. 如何预防饮食不当引起儿童性早熟？

随着生活水平的提高和科学技术的发展，人们的饮食文化和膳食结构不断提升和完善，对食品的要求日趋多样化。运用现代科学技术加工生产出来的保健食品、强化食品和转基因食品，满足了消费者日益增长的饮食需求。强化食品由于进行了营养强化，提高了食品的营养价值；保健食品具有特定的保健功能，可以促进特定人群的健康；转基因食品运用高科技手段，提高了食品的产量和品质。

一、保健食品

1. 保健食品的定义　指具有特定保健功能或者以补充维生素、矿物质为目的的食品。它具有调节机体功能，对人体不产生任何危害，适宜于特定人群食用。

2. 保健食品的功能　不同的保健食品由于产品原料和所含功效成分不同，其保健功能也不相同。目前我国认定的保健食品功能有以下 27 项：增强免疫力功能、辅助降血脂功能、辅助降血糖功能、抗氧化功能、辅助改善记忆功能、缓解视疲劳功能、促进排铅功能、清咽功能、辅助降血压功能、改善睡眠功能、促进泌乳功能、缓解体力疲劳功能、提高缺氧耐受力功能、对辐射危害有辅助保护功能、减肥功能、改善生长发育功能、增加骨密度功能、改善营养性贫血功能、对化学性肝损伤有辅助保护功能、祛痤疮功能、祛黄褐斑功能、改善皮肤水分功能、改善皮肤油分功能、调节肠道菌群功能、促进消化功能、通便功能、对胃黏膜有辅助保护功能。

值得一提的是，保健食品不是药品，不能用于治疗疾病；同时也有别于普通食品，它只适用于某些特定人群。

3. 保健食品的基本条件

（1）功能确切：经动物或人群功能试验，证明其具有明确、稳定的保健作用。

（2）安全无毒：各种原料及其产品必须符合食品卫生要求，对人体不产生任何危害。

（3）配方科学：配方的组成及用量必须具有科学依据，具有明确的功效成分。

（4）工艺合理：生产过程不破坏食品中的功能成分。

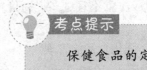

考点提示

保健食品的定义及基本条件

4. 保健食品的管理　保健食品必须按国家《保健食品管理办法》进行严格审批，其保健功能不得超过 2 项，已获《保健食品批准证书》的保健食品不得再申请增补功能。当产品原料、配方、生产工艺和质量标准中的任何一项有改变时，必须作为另一种新的保健食品进行申报、审批。保健食品出厂上市前必须按相应保健产品的质量标准进行严格的检验，并对产品的包装材料、标识、说明书进行检查，不合格者不得使用。

二、强化食品

1. 强化食品的定义　根据不同人群的营养需要，向食品中添加一种或多种营养素或者某些天然食物成分以提高食品营养价值，这样加工出来的食品，就称之为强化食品。

2. 强化食品的功能

（1）弥补天然食物的营养缺陷：天然食物往往不能完全满足人体对各种营养素的需求，增补天然食物缺少的营养素，可有效提高食品的营养价值，改善人们的健康水平。如在粮谷类食品中添加氨基酸和多种维生素。

（2）补充加工贮运过程中损失的营养素：食品在加工贮运过程中受到机械、化学、生物等因素影响，可引起部分营养素的损失。如精加工过程中，原存在于粮食表层的营养素大量丢失，使粮食的营养价值明显降低；烤面包和饼干时赖氨酸等必需氨基酸有大量损失、新鲜果蔬贮运过程中常有维生素 C 的损失。而通过食品的营养强化方式，可以补充加工贮运过程中营养素的损失。

（3）满足特定人群的营养需要：不同年龄、性别、职业及处于不同生理、病理状况的人群所需要的营养有差异，对食品进行不同的营养强化可分别满足各类人群的营养需要。如在乳制品中强化多种维生素和矿物质等，对满足婴儿的营养需要就特别有帮助。

（4）预防营养不良：强化食品可以改善人群的营养状况。如食用碘盐可大大降低地方性甲状腺肿的发病率。

3. 食品营养强化的基本条件

（1）针对性：根据消费群体的实际情况，有针对性地选择需要进行强化的食品载体及强化剂的种类和数量。

（2）科学性：添加营养素要科学合理，保证膳食平衡，并选用易被机体吸收利用的强化物，提高食品的生物学价值。

（3）营养性：通过添加稳定剂、改善工艺流程和储藏条件等措施减少营养强化剂在生产过程中遇光、热和氧等引起的分解和破坏，确保强化食品的营养性。

（4）安全性：营养强化剂的使用必须符合国家卫生标准，不对人体健康产生危害。

（5）接受性：食品的强化过程不能损害食品原有的感官性状而影响消费者的接受性。

（6）经济性：食品的营养强化需要增加一定的生产成本，但应注意不宜过多提高价格，以适应大多数消费者的需求。

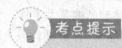

考点提示

强化食品的定义、功能和基本条件

4. 强化食品的管理

我国于 2012 年和 2014 年分别修订了《食品营养强化剂使用标准》和《食品添加剂使用标准》，对营养强化剂的种类、品种、使用范围和最大使用量等作出了明确规定，进一步规范了营养强化剂在食品加工过程中的使用。强化食品的生产、销售必须经省、自治区、直辖市食品卫生监督检验机构审批，并在该类食品标签上标注强化剂的名称和含量，在保存期内不得低于标注含量。进口食品中的营养强化剂必须符合我国规定的卫生标准。

三、转基因食品

1. 转基因食品的定义　利用现代分子生物技术，将某些生物的基因转移到其他物种中去，改造生物的遗传物质，使其在形状、品质等方面向人们所需要的目标转变。这样的生物体作为食品或以其为原料加工生产的食品就是转基因食品。

世界上最早进行转基因食品研究的是美国，第一种转基因作物就是 1983 年诞生于美国的烟草，1994 年可延缓成熟的转基因西红柿在美国获得批准上市，这种转基因西红柿由于其抗虫能力的提高和成熟期的延长，减少了化学农药的使用，减少了环境污染，减少了运输损坏量，具有显著的社会经济效益。此后，转基因食品的研发迅猛发展，产品品种及产量也

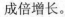

成倍增长。

到目前为止，我国批准投入商业化种植的转基因作物有两种，一是转基因抗虫棉花，二是转基因抗病毒番木瓜。此外，我国还批准进口用作加工原料的转基因作物，包括大豆、玉米、油菜、棉花和甜菜。

2. 转基因食品的优点

（1）产量高：利用基因工程技术将多种抗病毒、抗虫害、抗干旱的基因导入农作物体内，增强作物抗虫害、抗病毒和抗干旱能力，促进作物产量的提高。

（2）成本低：通过转移有关的基因可以使转基因生物成熟期延迟或提前，使其免受季节、气候等因素的影响，有效节约了生产成本。如转基因西红柿，成熟速度慢，不易腐烂，便于储存和运输。

（3）污染少：转基因作物具有很强的抗病虫害的能力，从而减少了农药的使用，减少了环境污染，保护了生态环境。

（4）保鲜易：转基因工程技术可提高农产品的耐储性，延长保鲜期。比如，在普通的西红柿里加入一种在北极生长的海鱼抗冻基因，就能使它在冬天保存更长的时间。

（5）品质好：转基因技术可以取代传统的食品添加剂来改变食品的口味，甚至可以增加营养成分和防腐功能，改善食品的营养品质和消费品质。

3. 转基因食品的安全性 转基因作为一种新兴的生物技术手段，它的不成熟和不确定性，使得转基因食品的安全性成为人们关注的焦点。

2016年5月17日美国国家科学、工程和医学学院发布了一份408页大型报告，这份得到学术界赞许的报告指出：动物研究以及对转基因食品成分的分析未发现转基因食品在安全性上与传统食品有任何不同，流行病学数据也未发现消费转基因食品与疾病之间存在任何关联。再次确认转基因食品对健康无不利影响，可安全食用。

考点提示

转基因食品的优点和安全性

不过，转基因食品毕竟不是传统食品，它的安全性还有待进一步的研究和时间上的验证。

4. 转基因食品的安全管理 我国对转基因生物的实验、研究、生产都有一套严格的管理规章制度。一是对转基因粮食作物研发管理严格；二是要按国际通行的规则对转基因粮食作物产品进行安全评价；三是标识管理。按照国务院颁布的《农业转基因生物安全管理条例》及相应配套制度的规定，我国实行严格的分阶段评价。即必须通过实验室研究阶段、田间小规模的中间试验、大规模的环境释放、生产性实验、安全性证书评估等五个阶段的评价。

目前国际上对转基因安全的评价基本是两种类型：一种是强调结果评估的美国模式；一种是强调过程评估的欧盟模式。我国执行的是除了国际通行的标准以外，还增加了大鼠三代繁殖试验和水稻重金属含量分析等指标，不管是从技术标准上还是从程序上，都是世界上最严格的体系。

转基因食品在走进市场前是进行过严格的安全评价的，比以往任何一种食品的安全评价都要全面和严格，到目前为止，未发现已批准上市的转基因食品对人体健康有任何不良的影响。

知识链接

习近平谈及转基因食品

习主席在 2013 年 12 月 23 日中央农村工作会议上讲到农产品质量和食品安全时说：转基因是一项新技术，也是一个新产业，具有广阔发展前景。作为一个新生事物，社会对转基因技术有争议、有疑虑，这是正常的。对这个问题，我强调两点：一是确保安全，二是要自主创新。也就是说，在研究上要大胆，在推广上要慎重。转基因农作物产业化、商业化推广，要严格按照国家制定的技术规程规范进行，稳打稳扎，确保不出闪失，涉及安全的因素都要考虑到。要大胆创新研究，占领转基因技术制高点，不能把转基因农产品市场都让外国大公司占领了。

 小结

安全食品主要包括无公害农产品、绿色食品、有机食品。无公害食品是来自规范农业生产的产品，绿色食品是出自最佳生态环境的产品，有机食品是来自有机农业生产的产品。无公害食品和绿色食品非常注重生产环境和产品的检测结果，而有机食品更强调生产全过程的管理。

强化食品可以预防营养缺乏病的发生，保健食品具有特定的调节机体功能的作用；转基因食品可以提高产量和品质。这三类食品的基本要求不同、适用人群不同、安全监督管理制度也不同。

（戚　林）

目标测试

选择题

1. 以下关于绿色食品的描述错误的是
   A. 食品外观呈绿色
   B. 许可使用绿色食品商标标志
   C. 绿色食品分 A 级和 AA 级两种
   D. 经中国绿色食品发展中心认定
   E. 无污染的安全食品

2. 有机食品生产的基本要求
   A. 生产基地无水土流失等环境问题
   B. 生产基地在最近三年内未使用过农药、化肥
   C. 种子未经基因工程技术改造过
   D. 生产全过程必须有完整的记录档案
   E. 以上全是

3. 以下哪项不是强化食品的功能
   A. 可满足特定人群的营养需要

B. 补充加工贮运过程中损失的营养素

C. 可治疗慢性病

D. 弥补天然食物的营养缺陷

E. 预防营养不良

4. 对于同一配方的保健食品，申报和审批功能不得超过

A. 2 项   B. 3 项

C. 4 项   D. 5 项

E. 6 项

5. 下列哪项不是转基因食品的优点

A. 提高作物产量

B. 降低生产成本

C. 延长农产品保鲜期

D. 促进农田杂草生长

E. 改善食品的口味和品质

6. 世界上最早研究转基因食品的国家是

A. 中国   B. 美国

C. 俄罗斯   D. 德国

E. 日本

7. 利用现代分子生物技术改造生物的遗传物质，使其形状、品质发生改变。这样的食品称之为

A. 绿色食品   B. 保健食品

C. 强化食品   D. 转基因食品

E. 生态食品

8. 我国目前批准投入商业化种植的转基因作物有哪两种

A. 棉花和西红柿   B. 西红柿和番木瓜

C. 土豆和花生   D. 玉米和西瓜

E. 棉花和番木瓜

9. 我国批准进口用作加工原料的转基因作物不包括以下哪一种

A. 苹果   B. 玉米

C. 大豆   D. 油菜

E. 甜菜

10. 国家卫生和计划生育委员会规定，同一配方保健食品申报功能不应超过

A. 2 项   B. 3 项

C. 4 项   D. 5 项

E. 6 项

11. 食用碘盐可有效降低以下哪种疾病的发病率

A. 甲状腺功能亢进

B. 甲状腺功能低下

C. 地方性甲状腺肿

D. 甲状腺癌

E. 甲状腺结节

12. 国家允许的保健食品的功能不包括

A. 增强免疫力功能

B. 辅助降血糖功能

C. 改善睡眠功能

D. 缓解体力疲劳功能

E. 增长身高

第五章 合理营养

人类为了维持生存和健康的生活，每天都需要从膳食中摄取各种营养物质。虽然食物的种类繁多，但除母乳以外，任何单一食物都不能在质和量上满足人体对营养素的需要。合理营养就是向人们提供感观性状良好、容易消化吸收、营养平衡的食物。通常将这种全面达到营养要求的膳食称为合理膳食或平衡膳食。平衡膳食是合理营养的核心。

合理营养必须具备四个基本要求：①满足机体所需要的热能和营养素；②食物对人体无毒害；③科学加工和烹调；④合理的膳食制度和良好的进餐环境。

第一节 膳食结构和平衡膳食

李女士认为肉类食品含激素，担心 7 岁的女儿发育异常，不让女儿吃肉。
请问：1. 李女士的做法正确吗？
　　　2. 请正确指导李女士采用平衡膳食来实现合理营养。

一、膳食结构的基本概念

膳食结构是指人们膳食中各类食物的种类和数量所占的比重。一般可以根据各类食物所能提供的能量及各种营养素的数量和比例来衡量膳食结构的组成是否合理。膳食结构的形成与当地生产力发展水平、文化、科学知识水平以及自然环境条件等多方面的因素有关，是衡量一个国家或地区的经济发展水平、社会文明程度和膳食质量的重要标志。由于影响膳食结构的因素是在逐渐变化的，所以膳食结构不是一成不变的，通过适当的干预可以促使其向更有利于人体健康的方向发展。

二、膳食结构的类型及特点

膳食结构的类型划分方法很多，但最重要的依据仍是动物性食物和植物性食物在膳食中的构成比例。以膳食中动物性、植物性食物所占的比重，能量、蛋白质、脂类和碳水化合物的供给量作为划分膳食结构的标准，将世界不同地区的膳食结构分为四种类型。

（一）动植物食物比例适当的膳食结构

该类型以日本为代表。膳食中动物性食物与植物性食物比例比较适当。其特点是膳食能量能够满足人体需要，又不至于过剩。蛋白质、脂肪、碳水化合物的供能比例合理。来自于植物性食物的膳食纤维和来自于动物性食物的营养素如铁、钙等均比较充足，同时动物脂肪又不高，有利于避免营养缺乏性疾病和营养过剩性疾病，促进健康。此类膳食结构已成为世界各国调整膳食结构的参考。

（二）以植物性食物为主的膳食结构

该类型以大多数发展中国家如印度、巴基斯坦、孟加拉和非洲一些国家为代表。膳食构成以植物性食物为主，动物性食物为辅。其特点是膳食能量基本可以满足人体需要，但蛋白质、脂肪摄入不足。营养缺乏性疾病是这些国家人群的主要营养问题，容易出现体质较弱、健康状况不良、劳动生产率较低等问题。但从另一方面看，以植物性食物为主的膳食结构，膳食纤维充足，动物性脂肪较低，有利于冠心病和高脂血症的预防。

（三）以动物性食物为主的膳食结构

该类型是多数欧美发达国家如美国、西欧、北欧诸国的典型膳食结构。其膳食构成以动物性食物为主，属于营养过剩型的膳食。其特点是高能量、高脂肪、高蛋白质、低纤维，与植物性食物为主的膳食结构相比，营养过剩是此类膳食结构国家人群所面临的主要健康问题。心脏病、脑血管病和恶性肿瘤已成为西方人的三大死亡原因，尤其是心脏病死亡率明显高于发展中国家。

（四）地中海膳食结构

该膳食结构以地中海命名是因为其膳食结构是居住在地中海地区的居民所特有的，意大利、希腊可作为该种膳食结构的代表。突出特点是饱和脂肪摄入量低，不饱和脂肪摄入量高。膳食含大量碳水化合物。蔬菜水果摄入量较高。心脑血管疾病发生率很低。

知识链接

　　地中海膳食结构主要特点是：①膳食富含植物性食物，包括水果、蔬菜、土豆、谷类、豆类、果仁等；②食物的加工程度低，新鲜度较高，该地区居民以食用当季、当地产的食物为主；③橄榄油是主要的食用油；④脂肪提供能量占膳食总能量比值为25%～35%，饱和脂肪所占比例较低，约7%～8%；⑤每天食用适量奶酪和酸奶；⑥每周食用适量鱼、禽，少量蛋；⑦以新鲜水果作为典型的每日餐后食品；⑧每月食用几次红肉（猪、牛和羊肉及其制品）；⑨大部分成年人有饮用葡萄酒的习惯。

三、平衡膳食

平衡膳食是机体对营养素的需要与膳食供给之间保持平衡

考点提示

膳食结构的类型

状态,能量及各种营养素满足人体生长发育、生理及体力活动的需要,且各种营养素保持适宜比例的膳食。做到平衡膳食,要从每人每户餐桌饮食合理搭配做起,也就是食物摄入多样化。人体必需营养素有 40 多种,缺一不可,没有一种天然食物能满足人体所需的全部营养素,因此,膳食必须由多种食物组成。

（一）平衡膳食的基本要求

1. 食物品种多样、数量充足 平衡膳食必须包括五大类食物,即谷薯类、动物性食物、豆类及其制品、蔬菜水果类、纯能量食物。经常换用同类食物中的各种食品,每日食物应达 12 种以上。

2. 能量来源比例合理 能量的食物来源构成要合理,一般谷类应占 60%～70%,薯类占 5%～10%,豆类占 5%,动物性食物占 20%～25%;其次三大供能营养素的比例要适当,碳水化合物、蛋白质、脂肪的摄入量应各占供能总量的 50%～65%、10%～15%、20%～30%。

3. 蛋白质来源组成合理 膳食中优质蛋白质(即动物性蛋白质及豆类蛋白质)和其他种类的蛋白质各占 50% 为宜。理想的膳食蛋白质应包括比例合理的 8 种必需氨基酸,全蛋和奶是最好的氨基酸平衡食品。

4. 脂肪来源组成合理 膳食中植物性脂肪和动物性脂肪的摄入量比例应为 3:2,以保证必需脂肪酸的供给量。饱和脂肪酸不应超过总能量的 10%。

5. 其他营养素的来源与摄入量合理 膳食蛋白质中的氮、钙、磷含量比例适宜,各种维生素之间应保持平衡,均以达到营养素参考摄入量标准为宜。钙、铁等矿物质除满足供给量以外,还要注意其来源与吸收率。

考点提示

平衡膳食

（二）平衡膳食的配制

配制平衡膳食是根据中国居民营养素参考摄入量标准和平衡膳食的要求,利用所学营养学知识计算出每日应摄入哪些营养素,大约多少量,合理组成一日三餐的膳食,达到合理营养的目的。

1. 确定每人每日能量和各种营养素的需要量 不同性别、年龄、劳动强度的人能量和各种营养素的每日需要量可从中国居民膳食营养素参考摄入量表上查找。三大供能营养素按供能比例折算出需要量。

2. 确定每日主食的数量和品种 根据对碳水化合物的需要量确定主食的数量和品种。

3. 确定每日副食的数量和品种 根据经济状况和当地食物供应情况确定动物性食物、豆类和其它副食的数量和品种。

4. 确定每日蔬菜水果的数量和品种 每人每日应供给 500～800g 的蔬菜和水果,其中绿色蔬菜应占一半,品种尽量丰富。

5. 计算各种食物提供的能量和营养素总量。

6. 与参考摄入量标准比较并调整 如果相差 10% 以内可认为符合平衡膳食的要求,否则应适当调整。

7. 合理烹调 为减少营养素的损失,保证食物良好的感官性状,更好地被机体吸收利用,合理烹调是实现平衡膳食的重要保证。

一日平衡膳食确定后,按照各类食物的基本消费数量,经常调换同类食物品种就能做到膳食多样化,不必每天计算。

第二节 膳食指南与平衡膳食宝塔

膳食指南是根据营养学原理,紧密结合居民膳食消费和营养状况的实际情况制定的,用于指导广大居民实践平衡膳食,获得合理营养的科学文件。其目的是帮助居民合理选择食物,并提示居民每天进行适量的身体活动,以改善营养和健康状况,减少或预防慢性疾病的发生,提高居民健康素质。

我国于1989年首次发布了《中国居民膳食指南》,1997年、2007年、2014年、2016年分别进行修订。随着社会经济的快速发展,城市化速度逐步加快,与膳食营养相关的慢性疾病对我国居民健康的威胁越来越突出。同时,贫困地区营养不良的问题依然存在。《中国居民膳食指南》根据平衡膳食理论制定饮食指导原则,是合理选择与搭配食物的指导性文件,目的在于优化饮食结构,减少与膳食失衡有关的疾病发生,提高全民健康素质。在指导、教育人民群众采用平衡膳食、增强健康素质方面发挥着积极作用。

2016版的《中国居民膳食指南》由中国营养学会经过两年时间修订完成,包括一般人群的膳食指南和特定人群(婴幼儿、孕妇乳母、儿童青少年、老年人和素食人群)膳食指南,更加强调食物的多样化与均衡以及吃动平衡。

一、膳食指南

膳食指南是中国居民膳食指导的核心部分。针对2岁以上的所有健康人群,内容包括六个方面。

(一)食物多样,谷类为主

平衡膳食是最大程度上保障人体营养需要和健康的基础,食物多样是平衡膳食模式的基本原则。不同食物营养素的含量不同。除供6月龄内婴儿的母乳外,没有任何一种食物可以满足人体所需的能量及全部营养素。只有多种食物组成的膳食才能满足人体对能量和各种营养素的需要。每天的膳食应包括谷薯类、蔬菜水果类、畜禽鱼蛋奶类、大豆坚果类等食物。建议平均每天至少摄入12种以上食物,每周25种以上。

谷类为主是平衡膳食模式的重要特征。谷类食物含有丰富的碳水化合物,它是提供人体所需能量的最经济、最重要的食物来源,也是提供B族维生素、矿物质、膳食纤维和蛋白质的重要食物来源,在保障儿童青少年生长发育,维持人体健康方面发挥着重要作用。近30年来,我国居民膳食模式正在悄然发生变化,谷类消费量逐年下降,动物性食物和油脂摄入量逐年增多,导致能量摄入过剩;谷类过度精加工导致B族维生素、矿物质和膳食纤维丢失而引起摄入量不足,这些因素都可能增加慢性非传染性疾病的发生风险。每天应摄入谷薯类食物250~400g,其中全谷物和杂豆类50~150g,薯类50~100g;膳食中碳水化合物提供的能量应占总能量的50%以上。

 知识链接

大米、面粉越白越好吗?

精米精面,损失了大量营养素,特别是B族维生素和矿物质。在农村地区,食物种类比较少时,更应该避免吃加工过精的大米、白面,以免维生素B_1缺乏引起"脚气病"。

(二) 吃动平衡，健康体重

体重是评价人体营养和健康状况的重要指标，吃和动是保持健康体重的关键。食物摄入量和身体活动量是保持能量平衡，维持健康体重的两个主要因素。如果吃得过多或动得不足，多余的能量就会在体内以脂肪的形式积存下来，体重增加，造成超重或肥胖；相反，若吃得过少或动得过多，可由于能量摄入不足或能量消耗过多引起体重过低或消瘦。体重过高和过低都是不健康的表现，易患多种疾病，影响寿命。

目前，我国大多数居民身体活动不足或缺乏运动锻炼，能量摄入相对过多，导致超重和肥胖的发生率逐年增加。加强运动不仅有助于保持健康体重，还能够调节机体代谢，降低死亡风险和冠心病、脑卒中、2型糖尿病、结肠癌等慢性病的发生风险；同时运动也有助于调节心理平衡，有效消除压力，缓解抑郁和焦虑等不良精神状态。各个年龄段人群都应该坚持天天运动、维持能量平衡、保持健康体重。推荐每周应至少进行5天中等强度身体活动，累计150分钟以上；坚持日常身体活动，平均每天主动身体运动6000步；尽量减少久坐时间，每小时起来动一动。

(三) 多吃蔬菜、奶类、大豆

新鲜蔬菜水果、奶类和大豆及其制品是平衡膳食的重要组成部分，坚果是膳食的有益补充。蔬菜水果是维生素、矿物质、膳食纤维的重要来源，循证研究发现，提高蔬菜水果摄入量，可维持机体健康，有效降低心血管疾病、肺癌和糖尿病等慢性病的发病风险。奶类富含钙，也是优质蛋白质和B族维生素的良好来源。增加奶类摄入有利于儿童青少年生长发育，促进成人骨骼健康。大豆富含优质蛋白质、必需脂肪酸、维生素E，并含有大豆异黄酮、植物固醇等多种植物化合物。多吃大豆及其制品可以降低乳腺癌和骨质疏松症的发病风险。坚果富含脂类和多不饱和脂肪酸、蛋白质等营养素，适量食用有助于预防心血管疾病。

目前，我国居民蔬菜摄入量逐渐下降，水果、大豆、奶类摄入量仍处于较低水平。提倡餐餐有蔬菜，推荐每天摄入300~500g，深色蔬菜应占1/2。天天吃水果，推荐每天摄入200~350g的新鲜水果，果汁不能代替鲜果。吃各种奶制品，摄入量相当于每天液态奶300g。经常吃豆制品，每天相当于大豆25g以上，适量吃坚果。

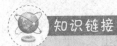 **知识链接**

豆制品

按不同加工工艺，将豆制品分为两大类。一类是非发酵型豆制品包括豆浆、豆腐、豆腐干、豆皮、腐竹等，制作时大豆经水浸泡、磨细等处理后，减少了膳食纤维含量，提高了蛋白质消化率，但部分B族维生素有损失；另一类是发酵型豆制品包括臭豆腐、豆豉、腐乳等，通过大豆发酵，使蛋白质更易消化吸收，同时维生素B_2及维生素B_{12}有所增加。虽然发酵豆制品助消化、降血脂、防癌症，但含钠盐量高。

(四) 适量吃鱼、禽、蛋、瘦肉

鱼、禽、蛋和瘦肉均属于动物性食物，富含优质蛋白质、脂类、脂溶性维生素、B族维生素和矿物质等，是平衡膳食的重要组成部分。这类食物蛋白质的含量普遍较高，其氨基酸组成更适合人体需要，利用率高，但脂肪含量较多，能量高，含有较多的饱和脂肪酸和胆固醇，摄入过多可增加肥胖和心血管疾病等的发病风险。鱼类脂肪含量相对较低，且含有较多的不饱和脂肪酸,建议首选。禽类脂肪含量也较低而且脂肪酸组成优于畜类脂肪。蛋类各种营养成分比较齐全,营养价值高,但胆固醇含量也高,摄入量不宜过多。畜肉类脂肪含量较多,尤其是饱和脂肪酸含量较高,摄入过多会提高某些慢性病的发病风险,摄入红肉应适量。烟熏和腌制肉类在加工过程中易产生致癌物,过多食用可增加肿瘤发生的风险,应当少吃。

(五)少盐少油,控糖限酒

食盐是食物烹饪或加工时的主要调味品。我国多数居民的食盐摄入量过高,而过多的盐摄入与高血压、脑卒中有关,因此要降低食盐摄入。烹调油包括植物油和动物油,是人体必需脂肪酸和维生素 E 的重要来源,也有助于食物中脂溶性维生素的吸收利用,但过多有害健康。过量饮酒与多种疾病相关,会增加肝损伤、痛风、心血管疾病和某些癌症发生的风险。

成人每天摄入食盐不超过 6g,烹调油 25~30g。推荐每天摄入糖不超过 50g,最好控制在 25g 以下。建议成年人每天饮水 7~8 杯(1500~1700ml),提倡饮用白开水或茶水,不喝或少喝含糖饮料。儿童、青少年、孕妇、乳母不应饮酒,成人如饮酒,一天饮酒的酒精量男性不超过 25g,女性不超过 15g。

(六)杜绝浪费,兴新食尚

食物是人类获取营养、赖以生存和发展的物质基础。食物资源宝贵、来之不易,应勤俭节约,珍惜食物,杜绝浪费。做到按需选购食物,备餐适量,提倡分餐制。在外点餐要根据人数确定多少,集体用餐时采取分餐制和简餐,文明用餐,反对铺张浪费。倡导在家吃饭,与家人一起分享食物和享受亲情。食物在生产、加工、运输、储存等过程中如果遭受致病性微生物、寄生虫和有毒有害等物质的污染,可导致食源性疾病,威胁人体健康。同时,食物生产加工运输等环节,也会产生垃圾,造成能源上的循环消耗,加大生态环境成本。因此,选择新鲜卫生、当地当季的食物,学会阅读食品标签、合理储藏食物、采用适宜的烹调方式,是提高饮食卫生水平,减少消耗环节杜绝浪费的重要措施。

二、平衡膳食宝塔

中国居民平衡膳食宝塔是根据中国居民膳食指南,结合中国居民的膳食结构特点设计的。它把平衡膳食的原则转化成各类食物的量,并以直观的宝塔形式表现出来,便于人们理解和在日常生活中运用。

平衡膳食宝塔提出了一个营养上比较理想的膳食模式。它所建议的食物量,特别是奶类和豆类食物的量可能与大多数人当前的实际膳食还有一定距离,对某些贫困地区而言可能距离还很远,但为了改善我国居民的膳食营养状况,这是不可缺的,应把它看作是一个奋斗目标,努力争取,逐步达到。

(一)平衡膳食宝塔结构

平衡膳食宝塔共分五层,包含人们每天应吃的主要食物种类。宝塔各层位置和面积不同,这在一定程度上反映出各类食物在膳食中的地位和应占的比重(图 5-1)。

第一层是谷类、薯类及豆类 谷类食物是我国居民传统膳食的主要成分,一般成年人以每天摄入 250~400g 为宜。要注意粗细粮的搭配,经常吃粗粮、杂粮。最好是每天吃50~100g 的粗粮或全谷类食物,并注意增加薯类的摄入。

第二层是蔬菜水果 蔬菜水果是平衡膳食的重要组成部分。建议成年人每天吃蔬菜

300~500g，最好一半是深色蔬菜，水果 200~350g。

第三层是动物性食物（鱼、禽、蛋和畜肉）　动物性食物是优质蛋白质、脂肪、脂溶性维生素、B 族维生素和矿物质的良好来源，也是平衡膳食的重要组成部分。成人每天推荐食用量鱼虾类 40~75g，蛋类 40~50g，畜禽肉类 40~75g。

第四层是奶类、大豆及坚果类　建议每人每天饮 1~2 杯奶（200~400g），摄入 30~50g 大豆及坚果。有高血脂或超重、肥胖倾向者选择低脂、脱脂奶及其制品。

第五层是食用油和食盐　为防止脂肪摄入过多，建议每人每天烹调摄入食用油量不超过 30g，每人每天食盐摄入量控制在 6g 以下。

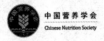

中国居民平衡膳食宝塔（2016）

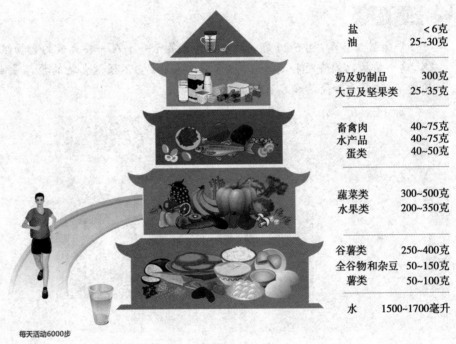

盐	<6克
油	25~30克
奶及奶制品	300克
大豆及坚果类	25~35克
畜禽肉	40~75克
水产品	40~75克
蛋类	40~50克
蔬菜类	300~500克
水果类	200~350克
谷薯类	250~400克
全谷物和杂豆	50~150克
薯类	50~100克
水	1500~1700毫升

每天活动6000步

图 5-1　中国居民平衡膳食宝塔

（二）平衡膳食宝塔的应用

1. 确定适合自己的食物需要　膳食宝塔中建议的每人每日各类食物适宜摄入量范围适用于一般健康成人，在实际应用时要根据个人年龄、性别、身高、体重、劳动强度、季节等情况适当调整。日常生活中无需每天都完全按照宝塔建议量摄取，但要遵循宝塔各层各类食物的比例摄取。

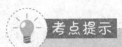

考点提示

平衡膳食宝塔的分层及建议的食物量。

2. 食物同类互换、调配丰富多彩的膳食　应用平衡膳食宝塔应按照同类互换、多种多样的原则调配一日三餐。同类互换就是以粮换粮、以豆换豆、以肉换肉。例如大米可与面粉、杂粮互换，馒头可以和面条、烙饼、面包等互换；大豆可与相当量的豆制品、杂豆类互换；瘦猪肉类可与等量的鸡、鸭、牛、羊、兔肉互换；鱼可与虾、蟹等水产品互换；牛奶可与羊奶、酸奶、奶粉等互换。多种多样就是选用品种、颜色、形态、口感多样化的食物，并变换加工烹调方法,把营养和美味相结合。

3. 合理分配、三餐适量　我国多数地区居民习惯于一日三餐。三餐食物量的分配及间隔时间应与作息时间和劳动状况相匹配,一般早、晚餐各占30%,午餐占40%为宜,特殊情况可适当调整。

4. 因地制宜,充分利用当地资源　我国幅员辽阔,各地的饮食习惯及物产不尽相同,只有因地制宜充分利用当地资源才能有效地应用膳食宝塔。例如,牧区奶类资源丰富,可适当提高奶类摄入量;沿海可适当提高鱼类及其他水产品摄入量;山区则可利用山羊奶以及花生、瓜子、核桃、榛子等资源。

5. 要养成习惯,长期坚持　膳食对健康的影响不是一朝一夕的事,从小养成习惯按照膳食宝塔要求安排膳食并坚持不懈,才能充分体现其对健康的重大促进作用。

知识链接

　　平衡膳食餐盘(图 5-2)是以简单的形式展示一个人一餐大致的食物组成和结构比例,这个结构比例直观和简洁,与膳食宝塔相比,它不强调食物的推荐量,也没有详细的文字,但是更加简洁和容易记忆,强调构成。

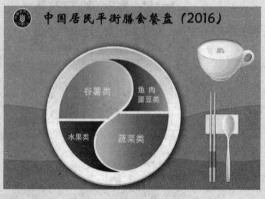

图5-2　平衡膳食餐盘

第三节　营养配餐与食谱制定

　　人体每天都要从膳食中获取所需要的各种营养素,不同年龄、性别、劳动强度的人对营养素的需要量不一样,为了拥有健康的饮食习惯必须科学安排每天的膳食,即根据营养配餐的理论依据编制营养食谱。

一、营养配餐

(一)营养配餐的概念及意义

　　平衡膳食、合理营养是健康饮食的核心。营养配餐就是按人体的需要,根据食物中各种营养物质的含量,设计一天、一周或一个月的食谱,使人体摄入的蛋白质、脂肪、碳水化合物、维生素和矿物质等几大营养素比例合理,即达到平衡膳食。

营养配餐应结合当地食物的品种、生产季节、经济条件和厨房烹调水平，合理选择各类食物，将平衡膳食落实到人们的每日膳食中，让人们能按需要摄入适量的能量和各种营养素，同时又防止营养素、能量的过高或过低摄入，确保健康需求。营养配餐是实现平衡膳食的重要措施。平衡膳食的原则只有通过食谱才能得以表达并充分体现其实际意义。

（二）营养配餐的理论依据

科学的营养配餐理论依据是中国居民膳食营养素参考摄入量（DRIs）标准、中国居民膳食指南和平衡膳食宝塔、食物成分表和营养平衡理论。膳食中三种产能营养素需要保持合理的比例，其它营养素含量达到机体健康需求。合理的营养配餐不仅要求食物品种要多样化，而且数量要充足，膳食既要满足就餐者的营养需求又要防止过量，保证营养平衡。

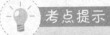

考点提示

营养配餐的理论依据。

二、食谱制定

饮食计划是营养工作的主要内容之一。人体对所有营养素的需求，都是由饮食计划来实现的。因此，做好饮食计划工作是保证合理营养的中心环节。饮食计划的制定方法是根据人体营养的基本要求，结合个人特点选择适宜的食物，编成食谱。保证经过合理的烹调加工，食用后使人体获得充足的营养素。

（一）食谱制定的原则

1. 保证营养平衡　按照《中国居民膳食指南》的要求，膳食应满足人体对能量、蛋白质、脂肪以及各种矿物质和维生素的需求，各营养素之间的比例要适宜。食物的搭配和膳食制度要合理。

2. 照顾用餐者饮食习惯，注意膳食的口味。

3. 考虑季节和市场供应情况。

4. 兼顾经济条件。

考点提示

食谱制定的原则。

（二）食谱制定的方法

合理食谱必须供给充足的能量及各种营养素，选定的食物合乎营养与食品卫生学要求，每天饮食在各餐中分配适当，烹调方法科学。食谱制定的方法有营养计算法和食物交换份法两种。

1. 营养计算法

（1）确定用餐者全日能量需要量：能量是维持生命活动正常进行的基本保证，能量摄入不足，人体血糖下降，就会感觉疲乏无力，进而影响工作、学习的效率；另一方面能量摄入过多则会在体内贮存，使人体发胖，也会引起多种疾病。因此，编制食谱首先应该考虑的是保证能从食物中摄入适宜的能量。用餐者一日三餐的能量供给量可参照膳食营养素参考摄入量（DRIs）、推荐摄入量（RNI）标准，根据用餐对象的劳动强度、年龄、性别等确定。集体就餐对象的能量供给量标准以就餐人群的基本情况或平均数值为依据，包括就餐人员的平均年龄、平均体重，以及80%以上就餐人员的活动强度。

（2）计算产能营养素提供的能量：能量的主要来源为蛋白质、脂肪和碳水化合物，为了维持人体健康，这三种营养素占总能量比例应当适宜，具体可根据本地生活水平，调整三类产能营养素占总能量的比例，由此求得三种能量营养素的一日能量供给量。

（3）计算三种产能营养素每日需要数量：明确三种产能营养素的能量供给量，还需将其折算为需要量作为确定食物品种和数量的重要依据。

（4）计算三种产能营养素每餐需要数量：计算出三种能量营养素全日需要量后，就可以根据三餐的能量分配比例计算出三大产能营养素的每餐需要量。一般三餐能量的适宜分配比例为早餐占 30%，午餐占 40%，晚餐占 30%。

（5）主副食品种和数量的确定：已知三种产能营养素的需要量，根据食物成分表确定主食和副食的品种及数量。由于粮谷类是碳水化合物的主要来源，因此主食的品种、数量要根据各类主食原料中碳水化合物的含量确定。主食的品种尊重用餐者的饮食习惯，北方以面食为主，南方则以大米居多。副食品种、数量的确定应在已确定主食用量的基础上，依据副食应提供的蛋白质质量确定动物性食物和豆制品的量，以保证蛋白质的摄入。最后是选择蔬菜的品种和数量。蔬菜的品种和数量可根据不同季节市场的蔬菜供应情况，以及考虑与动物性食物和豆制品搭配的需要来确定。

（6）确定纯能量食物的量：油脂的摄入应以植物油为主动物脂肪为辅。由食物成分表可知每日摄入各类食物提供的脂肪含量，将需要的脂肪总含量减去食物提供的脂肪量即为每日植物油供应量。但每天纯油脂摄入不应超过 30g。

2. 食物交换份法 食物交换份法简单易行，易于被非专业人员掌握和使用。

这种方法是将常用食物按其所含营养素量的近似值归类，计算出每类食物每份食物重量所含的营养素值，然后将各类食物的内容列出表格供交换使用，最后，根据不同能量需要，按蛋白质、脂肪和碳水化合物的合理分配比例，计算出各类食物的交换份数和实际重量，并按每份食物等值交换表选择食物。

根据食物所含类似营养素的量，把常用食物归为四类，即：

（1）含碳水化合物较丰富的谷薯类食物。

（2）含维生素、矿物质和膳食纤维丰富的蔬菜、水果类。

（3）含优质蛋白质丰富的肉、鱼、乳、蛋、豆及豆制品类。

（4）含能量丰富的油脂、纯糖和坚果类食物。

各类食物、每一个食物交换份中所含三大产能营养素的量，详见表 5-1～表 5-9。

表 5-1　每一交换份食物的产能营养素含量表

组别	食品类别	每份质量（g）	能量（kcal）	蛋白质（g）	脂肪（g）	碳水化合物（g）	主要营养素
一、谷薯组	1. 谷薯类	25	90	2.0	-----	20.0	碳水化合物 膳食纤维
二、蔬果组	2. 蔬菜类	500	90	5.0	-----	17.0	矿物质维生素
	3. 水果类	200	90	1.0		21.0	膳食纤维
三、肉蛋组	4. 大豆类	25	90	9.0	4.0	4.0	蛋白质
	5. 奶类	160	90	5.0	5.0	6.0	蛋白质
	6. 肉蛋类	50	90	6.0			蛋白质
四、油脂组	7. 坚果类	15	90	4.0	7.0	2.0	脂肪
	8. 油脂类	10	90	-----	10.0	-----	脂肪

表 5-2　谷薯类食物的能量等值交换份表

食品名称	质量(g)	食品名称	质量(g)
大米、小米、糯米、薏米	25	干粉条、干莲子	25
高粱米、玉米渣	25	油条、油饼、苏打饼干	25
面粉、米粉、玉米面	25	烧饼、烙饼、馒头	35
混合面	25	咸面包、窝窝头	35
燕麦片、莜麦面	25	生面条、魔芋生面条	35
荞麦面、苦荞面	25	马铃薯	100
各种挂面、龙须面	25	湿粉皮	150
通心粉	25	鲜玉米(1个,带棒心)	200
绿豆、红豆、芸豆、干豌豆	25		

注：每份谷薯类食物提供蛋白质2g,碳水化合物20g,能量376kJ(90kcal)。根茎类一律以净食部分计算。

表 5-3　蔬菜类食物的能量等值交换份表

食品名称	质量(g)	食品名称	质量(g)
大白菜 圆白菜 菠菜 油菜	500	白萝卜 青椒 茭白 冬笋	400
韭菜 茴香 茼蒿	500	倭瓜 南瓜 菜花	350
芹菜 苤蓝 莴笋 油菜苔	500	鲜豇豆 扁豆 洋葱 蒜苗	250
西葫芦 番茄 冬瓜 苦瓜	500	胡萝卜	200
黄瓜 茄子 丝瓜	500	山药 荸荠 藕 凉薯	150
芥蓝 瓢菜	500	慈菇 百合 芋头	100
苋菜 龙须菜	500	毛豆 鲜豌豆	70
鲜豆芽 鲜蘑 水浸海带	500		

注：每份蔬菜类食物提供蛋白质5g,碳水化合物17g,能量376kJ(90kcal)。蔬菜以净食部分计算。

表 5-4　肉、蛋类食物能量等值交换份表

食品名称	质量(g)	食品名称	质量(g)
热火腿 香肠	20	鸡蛋(1大个 带壳)	60
肥瘦猪肉	25	鸭蛋 松花蛋(1大个 带壳)	60
熟叉烧肉(无糖)午餐肉	35	鹌鹑蛋(6个带壳)	60
熟酱牛肉 熟酱鸭 大肉肠	35	鸡蛋清	150
瘦猪 牛 羊肉	50	带鱼	80
带骨排骨	50	草鱼 鲤鱼 甲鱼 比目鱼	80
鸭肉	50	大黄鱼 黑鲢 鲫鱼	80
鹅肉	50	对虾 青虾 鲜贝	80
兔肉	100	蟹肉 水发鱿鱼	100
鸡蛋粉	15	水发海参	350

注：每份肉类食品提供蛋白质9g,脂肪6g,能量376kJ(90kcal)。除蛋类为市品重量,其余一律以净食部分计算。

表 5-5　大豆及其制品食物能量等值交换份表

食品名称	质量(g)	食品名称	质量(g)
腐竹	20	北豆腐	100
大豆	25	南豆腐(嫩豆腐)	150
大豆粉	25	豆浆	400
豆腐丝 豆腐干 油豆腐	50		

注：每份大豆及其制品提供蛋白质9g,脂肪4g,碳水化合物4g,能量376kJ(90kcal)。

表5-6 奶类食物能量等值交换份表

食品名称	质量(g)	食品名称	质量(g)
奶粉	20	牛奶	160
脱脂奶粉	25	羊奶	160
乳酪	25	无糖酸奶	130

注：每份奶类食物提供蛋白质5g，碳水化合物6g，能量376kJ（90kcal）。

表5-7 水果类食物能量等值交换份表

食品名称	市品质量(g)	食品名称	市品质量(g)
柿子 香蕉 鲜荔枝	150	李子 杏	200
梨 桃 苹果	200	葡萄	200
橘子 橙子 柚子	200	草莓	300
猕猴桃	200	西瓜	500

注：每份水果提供蛋白质1g，碳水化合物21g，能量376kJ（90kcal）。

表5-8 油脂类食物能量等值交换份表

食品名称	质量(g)	食品名称	质量(g)
花生油 香油（1汤匙）	10	猪油	10
玉米油 菜油（1汤匙）	10	牛油	10
豆油（1汤匙）	10	羊油	10
红花油（1汤匙）	10	黄油	10

注：每份油脂类食物提供脂肪10g，能量376kJ（90kcal）。

表5-9 不同能量所需的各类食品交换份数

能量 kcal	交换单位份	谷薯类 质量 g	谷薯类 单位份	蔬果类 质量 g	蔬果类 单位份	肉蛋类 质量 g	肉蛋类 单位份	豆乳类 豆浆量 g	豆乳类 牛奶量 g	豆乳类 单位份	油脂类 质量 g	油脂类 单位份
1200（1287）	14	150	6	500	1	150	3	200	250	2	2汤匙	2
1400（1463）	16	200	8	500	1	150	3	200	250	2	2汤匙	2
1600（1639）	18	250	10	500	1	150	3	200	250	2	2汤匙	2
1800（1815）	20	300	12	500	1	150	3	200	250	2	2汤匙	2
2000（1991）	22	350	14	500	1	150	3	200	250	2	2汤匙	2

注：（1）表中括号中的数字为计算所得值，所列的数据取整数，以便于计算。

（2）本表所列饮食并非固定模式，可根据就餐的饮食习惯，并参照有关内容加以调整。

（3）配餐饮食可参看各类食物能量等值交换表，做出具体安排。

例如瘦肉50g=鸡蛋1个=豆腐干50g=北豆腐100g；

牛奶250g=瘦肉50g+谷类（10~12）g或豆浆400g；

水果1个交换单位=谷类1个交换单位。

利用食物交换份法编制食谱举例

某成人全天需能量5.86MJ（1400kcal），利用食物交换份法为其配餐。

查表5-9，5.86MJ（1400kcal）共需16个食物能量等值交换份，其中谷薯类食物8个交换份，蔬菜类食物1个交换份，肉蛋类食物3个交换份，豆类食物0.5个交换份，乳类食物1.5

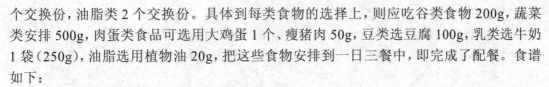

个交换份,油脂类 2 个交换份。具体到每类食物的选择上,则应吃谷类食物 200g,蔬菜类安排 500g,肉蛋类食品可选用大鸡蛋 1 个、瘦猪肉 50g,豆类选豆腐 100g,乳类选牛奶 1 袋(250g),油脂选用植物油 20g,把这些食物安排到一日三餐中,即完成了配餐。食谱如下:

早餐:牛奶(1 袋 250g),葱花卷(含面粉 50g,青菜 50g)。

午餐:大米饭(生米量 75g),鸡蛋炒菠菜(含菠菜 100g,鸡蛋 1 个),肉丝炒豆芽(含瘦肉丝 25g,豆芽 150g)。

晚餐:肉丝青菜面条(含肉丝 25g,青菜 50g,挂面 75g),番茄烩豆腐(番茄 150g,豆腐 100g)。

全天烹调油控制在 25g。

设计出营养食谱后,还应该对食谱进行评价,确定编制的食谱是否科学合理。应参照食物成分表初步核算该食谱提供的能量和各种营养素的含量,与营养素参考摄入量(DRIs)进行比较,如果相差在 10% 以内,可认为合乎要求,否则要增减或更换食物的种类或数量。值得注意的是,制定食谱时,不必严格要求每份营养餐食谱的能量和各类营养素均与营养素参考摄入量(DRIs)保持一致。一般情况下能量、蛋白质、脂肪和碳水化合物的量每天计算,其他营养素以一周为单位进行计算、评价即可。

 小结

　　合理营养是人体健康的保障,而平衡膳食是合理营养的核心。《中国居民膳食指南》是针对我国居民膳食的特点提出的指导性方案。平衡膳食宝塔则以直观的形式告诉居民每日应摄入的食物种类、合理数量及适宜的身体活动量。学习掌握本章知识对于自我保健和开展健康教育宣传均有重大意义。

(奚锦芝)

 目标测试

选择题

1. 关于合理营养下列哪项不正确

　　A. 满足机体所需要的热能和营养素

　　B. 满足食欲

　　C. 食物对人体无毒害

　　D. 科学加工和烹调

　　E. 合理的膳食制度和良好的进餐环境

2. 关于平衡膳食下列哪项不正确

　　A. 食物品种多样、数量充足

　　B. 能量来源比例合理

　　C. 少量多餐

　　D. 蛋白质来源组成合理

　　E. 脂肪来源组成合理

3. 能量的食物来源一般谷类应占

A. 45%～50%　　　　　　　　B. 50%～60%

C. 60%～70%　　　　　　　　D. 65%～70%

E. 70%～75%

4. 推荐我国成年人每天吃多少蔬菜

A. 200～300g　　　　　　　　B. 200～400g

C. 300～400g　　　　　　　　D. 300～500g

E. 400～500g

5. 中国居民膳食指南要求不包括

A. 食物多样、谷类为主

B. 多吃蔬菜水果

C. 适量吃鱼、禽、蛋和瘦肉

D. 常吃奶类、大豆或其制品

E. 禁止吸烟

6. 平衡膳食宝塔的最底层是

A. 谷类、薯类及豆类

B. 蔬菜、水果

C. 动物性食物

D. 奶类、大豆及坚果类

E. 食用油和食盐

7. 合理的膳食结构模式是

A. 动植物食物比例适当的膳食结构

B. 以植物性食物为主的膳食结构

C. 以动物性食物为主的膳食结构

D. 地中海膳食结构

E. 以保健品作为主食

8. 我国居民膳食热能和蛋白质的主要来源为

A. 奶类　　　　　　　　　　B. 肉类

C. 蛋类　　　　　　　　　　D. 谷类

E. 豆类

9. 以下说法中不正确的是

A. 豆类富含蛋白质

B. 豆类蛋白质是最优蛋白质

C. 新鲜蔬菜富含维生素 C

D. 脂肪可提供机体热能

E. 矿物质不能提供热能

10. 和其他肉类相比较, 鱼类中

A. 脂肪含量较高, 且多为饱和脂肪酸

B. 脂肪含量较高, 且多为不饱和脂肪酸

C. 脂肪含量较低, 且多为饱和脂肪酸

D. 脂肪含量较低，且多为不饱和脂肪酸

E. 以上说法都不对

11. 下列哪种膳食提议对儿童生长发育不利

 A. 多吃蔬菜和水果   B. 少吃油炸食物

 C. 多吃精制面粉和大米   D. 多吃粗粮杂粮

 E. 多喝牛奶

12. 衡量食不过量的最好指标是

 A. 体重   B. 身高

 C. 血压   D. 脉搏

 E. 体温

13. 膳食结构的类型不包括

 A. 动植物食物比例适当的膳食结构

 B. 以植物性食物为主的膳食结构

 C. 地中海膳食结构

 D. 以动物性食物为主的膳食结构

 E. 素食

14. 中国居民平衡膳食宝塔提示食盐每日不超过

 A. 5g   B. 6g

 C. 7g   D. 10g

 E. 15g

15. 以下含铁量丰富且吸收较好的食物是

 A. 猪肝、瘦肉   B. 牛奶

 C. 蔬菜、水果   D. 蛋类

 E. 豆类

16. 膳食中不搭配蔬菜和水果会造成身体缺乏

 A. 淀粉和蛋白质   B. 碳水化合物

 C. 蛋白质和脂肪   D. 脂肪和维生素

 E. 维生素和矿物质

17. 常食"五谷杂粮"有利于健康，是因为

 A. 能治常见病

 B. 容易消化、吸收

 C. 营养丰富，为人体提供全面营养

 D. 可以防癌

 E. 色香味俱全

18. 合理膳食要求健康人每日的早餐、中餐和晚餐摄取的热量比例最好为

 A. 3:4:3   B. 3:3:4

 C. 4:3:3   D. 2:4:4

 E. 4:4:2

19. 病人，男性，高血压史10年。在健康教育指导时可建议他少选哪类食物

 A. 海产品   B. 蛋类

C. 乳类   D. 腌渍食品

E. 凉拌食品

20. 某家长为临近期中考试的孩子设计了一份晚餐食谱：米饭、炒猪肝、清蒸鲫鱼。为了均衡膳食，请问补充下列哪一种食物可以使食谱营养更合理

A. 煎鸡蛋   B. 稀饭

C. 扣肉   D. 炒青菜

E. 牛奶

第六章　特定人群的营养与膳食

1. 掌握：特定人群的合理膳食。
2. 熟悉：特定人群的营养需求及主要营养问题。
3. 了解：特定人群的生理特点。

特定人群包括孕妇、乳母、婴幼儿、学龄前儿童、青少年以及老年人，为了更好地提高他们的健康水平和生命质量，需要根据他们的生理特点和营养需要提供相应的膳食指导。

第一节　孕妇、乳母的营养与膳食

孕妇、乳母是指处于妊娠和哺乳状态的两类人群。除满足自身需要外，孕妇须提供胎儿生长发育所需营养，乳母还须分泌乳汁喂养婴儿。因此，孕妇、乳母的合理营养对维持母体健康和下一代的正常身心发育有重大的意义。

一、孕妇、乳母的生理特点

（一）孕妇的生理特点

为了满足妊娠期胎儿生长发育的需要，孕妇会发生一系列的生理及代谢变化，随妊娠时间的增加，这些改变越来越明显，分娩后又逐步恢复至孕前水平。

1. 内分泌的改变　母体内分泌发生改变的目的之一，是对营养素代谢进行调节，增加营养素的吸收、利用，以支持胎儿的发育，保证妊娠的成功。

2. 消化功能的改变　孕酮分泌增加，孕妇易出现饱胀感、消化不良、恶心、呕吐、反酸、便秘等妊娠反应。一般孕 12 周后，反应减少或消失。

3. 血液的改变　随孕期的进展，血浆容量、红细胞和血红蛋白的量增加。但血浆容积和红细胞增加的程度不一致，会形成血液的相对稀释，称为孕期生理性贫血。

4. 肾功能的改变　有效肾血浆流量及肾小球滤过率增加，但肾小管再吸收能力未有相应增加，致餐后尿中葡萄糖明显增加，但糖尿与血糖浓度无关，应与真性糖尿病鉴别。

5. 体重增加

（1）体重增加的构成：孕期增加体重包括两大部分，一是妊娠的产物，包括胎儿、胎盘和羊水；二是母体组织的增长。

（2）孕期适宜增重：孕期母体体重下降或增长偏低与宫内发育迟缓和围生期死亡危险

性增加有关；而孕期体重增长过多与胎儿出生时的高体重、妊娠合并症增加等有关，并可影响产后体重的恢复。

知识链接

围生期

围生期也称围产期。是指自怀孕第28周到出生后一周这段时期。在这阶段中的胎儿和新生儿则称为围生儿。围生儿很容易受到胎内、分娩过程中及出生后各种因素的影响而患病，甚至死亡，所以围生儿死亡率是衡量一个国家和地区妇幼卫生工作质量的重要指标。

（二）乳母的生理特点

分娩后母体内孕酮消退，催乳激素升高，导致乳汁的分泌。婴儿吸吮乳头后，一方面可刺激母体产生催乳素，引起乳腺腺泡分泌乳汁，并贮存在乳腺导管内；另一方面可引起乳母垂体后叶释放催产素，引起乳腺周围肌肉收缩而出现排乳。

二、孕妇、乳母的营养需求

（一）孕期营养需求

由于胎儿生长发育速度不同，不同时期的营养需要量也不相同，尤其在孕20周后需求增加更多。

1. 能量　孕妇除了维持自身所需能量外，孕期的能量消耗还包括胎儿及母体生殖器官的生长发育以及母体用于产后泌乳的脂肪储备。孕中期开始需求增加，但应避免摄入能量过多。中国营养学会建议孕中、晚期妇女膳食能量的推荐摄入量（RNI）在非孕基础上增加0.84MJ/d。

2. 蛋白质　妊娠期间，胎儿及母体的生长发育约需925g蛋白质；同时胎儿体内缺乏合成氨基酸的酶，所有氨基酸均是胎儿的必需氨基酸，需母体提供。中国营养学会建议孕早、中、晚期膳食蛋白质增加值分别为5g/d、15g/d、20g/d，优质蛋白质应占总量的1/3以上。

3. 脂类　孕期需3～4kg的脂肪积累以备产后泌乳。此外，膳食脂肪中的磷脂及其中的长链多不饱和脂肪酸对生命早期的脑和视网膜发育有重要的作用。中国营养学会推荐孕妇膳食脂肪供能为占总能量的20%～30%。

4. 矿物质

（1）钙：在雌激素作用下，妊娠期间钙吸收率增加，以保障胎儿获得充足的钙。胎盘对钙的转运需维生素D及其依赖的钙结合蛋白的协助。

孕期补钙可降低母体高血压、妊娠高血压综合征（简称妊高征）和先兆子痫的危险。但过多钙摄入可能导致孕妇便秘，也可能影响其他营养素的吸收。中国营养学会建议孕中、晚期膳食钙的适宜摄入量（AI）为1000mg/d、1200mg/d。

（2）铁：孕早期的铁缺乏易导致早产、孕期母体体重增长不足以及新生儿低出生体重，故孕前女性应储备足够的铁为孕期利用。

孕期体内铁的需要量增加，主要用于：①母体生理性贫血的补铁；②母体储备以补偿分

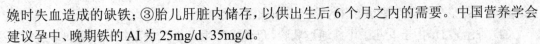

娩时失血造成的缺铁;③胎儿肝脏内储存,以供出生后6个月之内的需要。中国营养学会建议孕中、晚期铁的AI为25mg/d、35mg/d。

（3）碘:孕妇碘缺乏可致胎儿甲状腺功能低下,从而引起以生长发育迟缓、认知能力降低为标志的不可逆转的克汀病。中国营养学会建议孕期碘的摄入量（RNI）为200μg/d。

（4）锌:充足的锌可促进胎儿的生长发育和预防先天性畸形。孕妇血浆锌通常在孕早期开始下降,一直持续至产前,故在妊娠期应增加锌的摄入量。中国营养学会建议孕早期膳食锌的RNI为11.5mg/d,孕中期后为16.5mg/d。

5. 维生素

（1）维生素A:母体缺乏维生素A与早产、宫内发育迟缓及婴儿低出生体重有关,但孕早期过量的补充,可导致自发性流产和新生儿先天性缺陷。中国营养学会建议孕中、晚期维生素A的RNI为900μg/d。

（2）维生素D:孕期维生素D缺乏可导致母体和出生的子代钙代谢紊乱,但过量也可导致婴儿发生高钙血症甚至维生素D中毒。中国营养学会建议孕中、晚期的RNI为10μg/d。

（3）维生素C:孕期维生素C不足可引起孕妇出现贫血、出血,甚至早产、流产等。中国营养学会建议孕期维生素C的RNI为130mg/d。

（4）B族维生素:孕期缺乏维生素B_1可能致新生儿脚气病;维生素B_2缺乏可出现胎儿生长发育迟缓;叶酸摄入不足可导致出生低体重、胎盘早剥、神经管畸形及孕妇巨细胞性贫血。中国营养学会建议维生素B_1、维生素B_2、叶酸的RNI分别为1.5mg/d、1.7mg/d、600μg/d,且叶酸的补充需从计划怀孕或可能怀孕前开始。维生素B_6可用于辅助治疗早孕反应及预防妊高征,中国营养学会建议孕期维生素B_6的AI为1.9mg/d。

（二）乳母的营养需求

概括乳母的营养需要,其一是为泌乳提供物质基础和正常泌乳的条件,其二是恢复或维持母体健康的需要。

1. 能量　产后1个月内乳母的膳食能量适当供给即可,至3个月后每日泌乳量增加,对能量的需求增高。中国营养学会建议乳母每日RNI应在非孕成年妇女的基础上增加2.09MJ。

2. 蛋白质　蛋白质的摄入量及其质量会对乳汁分泌的数量和质量产生较大的影响。按中国营养学会的建议,乳母应在非孕妇女的基础上增加蛋白质20g/d,其中一部分应为优质蛋白质。

3. 脂肪　脂类与婴儿的脑发育有密切关系;每次哺乳过程中后段乳中脂肪含量比前段乳的含量高,这样有利于控制婴儿的食欲。乳母每日脂肪摄入量以占总能量的20%~25%为宜。

4. 矿物质

（1）钙:如果乳母的钙供给不足,就会动用自身骨骼中的钙来满足乳汁的钙含量,导致乳母出现腰腿酸痛、抽搐,甚至发生骨质软化症。乳母膳食中增加钙的同时,还要注意补充维生素D(多晒太阳或服用鱼肝油等)。乳母膳食钙AI为1200mg/d。

（2）铁:尽管母乳中铁含量极少,仅为0.05mg/100ml,为恢复孕期缺铁的状况,也应注意铁的补充。乳母膳食铁的AI为25mg/d。

5. 维生素

（1）维生素A:由于维生素A可以通过乳腺进入乳汁,因此,乳汁中维生素A的含量与乳母膳食有关。乳母维生素 A 的 RNI 为 1200μgRE/d。

（2）维生素 D：由于其几乎不能通过乳腺，母乳中维生素 D 的含量很低。建议多进行户外活动来改善维生素 D 的营养状况以促进膳食钙的吸收，必要时可补充维生素 D 制剂。

（3）水溶性维生素：维生素 B_1 能够改善乳母的食欲和促进乳汁分泌，预防婴儿维生素 B_1 缺乏病，乳母膳食维生素 B_1 的 RNI 为 1.8mg/d。母乳中也有一定量的维生素 B_2，乳母膳食维生素 B_2 的 RNI 为 1.7mg/d。只要经常吃新鲜蔬菜与水果，乳母不易出现维生素 C 的缺乏，我国膳食维生素 C 的 RNI 为 130mg/d。

6. 水　乳母水分摄入不足会直接影响乳汁的分泌量，每日应从食物及饮水中多摄入约 1L 水。

三、孕妇、乳母的合理膳食

（一）孕妇的合理膳食

中国营养学会在《中国居民膳食指南》中对孕妇的膳食有特别的推荐，包括补充充足的能量，孕晚期保持体重的正常增长；孕期增加鱼、肉、蛋、奶、海产品的摄入。

1. 孕早期的合理膳食　孕早期胚胎生长速度较缓慢，所需营养与孕前没有太大的差别。但营养不当可致畸形的发生，还要注意早孕反应对营养素的摄取的影响。特别注意以下几点：①按照孕妇的喜好，选择促进食欲食物；②清淡、适口、容易消化的膳食；③根据孕妇的食欲和妊娠反应的轻重调整餐次及食量，采取少食多餐的办法，保证进食量；④应尽量多摄入富含碳水化合物的谷类或水果，保证每天至少摄入 150g 碳水化合物；⑤适当多摄入含铁丰富的食物，每周摄入一次富含碘的海产食品；⑥建议每日服用适量叶酸和维生素 B_{12} 等。

2. 孕中期的合理膳食

（1）膳食要点：此期胎儿生长开始加快，母体子宫、胎盘、乳房等也逐渐增大，早孕反应消失，食欲增加，需要补充充足的能量和各种营养素。因血容量及红细胞迅速增加，对铁需要量增加。因此要保证充足的鱼、禽、蛋、瘦肉和奶的供给，多摄入新鲜的蔬菜和水果。

（2）膳食构成：谷类约 350～450g；大豆制品 50～100g；鱼、禽、瘦肉交替选用约 150g，鸡蛋每日 1 个；蔬菜 500g（其中绿叶菜 300g），水果 150～200g；牛奶或酸奶 250g；每周进食 1 次海产食品，1 次（约 25g）动物肝脏，1 次动物血。

3. 孕晚期的合理膳食

（1）膳食要点：此期胎儿体内组织、器官迅速增长，脑细胞分裂增殖加快，骨骼开始钙化，同时孕妇子宫增大、乳腺发育增快，对蛋白质、能量及维生素和矿物质的需要明显增加。必须注意：①补充长链多不饱和脂肪酸；②增加钙的补充；③保证适宜的体重增长。

（2）膳食构成：保证谷类、豆类、蔬菜、水果的摄入；鱼、禽、蛋、瘦肉合计每日 250g，每周至少 3 次鱼类（其中至少 1 次海产鱼类），每日 1 个鸡蛋。每周进食动物肝脏 1 次，动物血 1 次；每日饮奶至少 250ml，同时补充钙 300mg。

（二）乳母的合理膳食

品种多样、数量充足、营养价值高的膳食可以保证婴儿与乳母都能获得足够的营养。

1. 产褥期膳食　产褥期指从胎儿、胎盘娩出至产妇全身器官（除乳腺外）恢复或接近正常未孕状态的一段时间，一般为 6 周。分娩后产妇可短期进食适量、易消化的流质或半流质食物，待身体恢复后尽快给予普通膳食，注意提供富含优质蛋白质的平衡膳食。另外，母体在分娩过程中失血很多,需要补充蛋白质和铁等;还应注意蔬菜水果的摄入,以补充维生素C与膳食纤维。

2．哺乳期的膳食

（1）食物品种多样化,增加餐次,不要偏食。

（2）供给充足的优质蛋白质,应占蛋白质总量的1/3以上。

（3）多食含钙、铁丰富的食品。

（4）每天要保证供应500g以上的新鲜蔬菜、水果,多选用绿叶蔬菜。

（5）少吃盐、腌制品和刺激性强的食物。

（6）多以煮、炖或煨的烹调方法,并多喝汤水。

四、孕妇、乳母的主要营养问题

（一）孕妇的主要营养问题

1．孕期营养不良　孕期营养不良可影响胎儿的体格及智能发育,还可影响妊娠结局及母体的健康。

（1）对胎儿的影响:由于胎儿组织、器官发育先后顺序不同,不同孕期的营养不良将影响不同的组织和器官的发育。

营养素摄入不足可导致胎儿宫内生长发育缓慢、脑发育受损、新生儿低出生体重、早产和死亡率增高,某些微量元素、维生素的缺乏或过多可引起胎儿先天畸形;能量与某些营养素摄入过多可导致胎儿生长过度形成巨大儿。

（2）对母体健康的影响:妊娠母体可发生代谢的改变、生理性代偿甚至牺牲自身的组织以保证胎儿的生长发育,这将影响到母体的健康,导致妊娠合并症增加。

主要可引起孕期营养性贫血、骨质软化症及营养不良性水肿。

2．孕早期妊娠反应　许多孕早期的孕妇出现的食欲不振、胃纳减退、恶心呕吐等称为妊娠反应。呕吐严重者可能导致体液平衡失调及新陈代谢紊乱,严重影响营养素的摄入。如不及时纠正,就会导致胎儿营养缺乏而发生胎儿畸形。为此,孕妇应注意多吃富含蛋白质、微量元素和维生素的鱼、畜、禽肉类、奶类、豆类、蔬菜和水果、海产品、核桃、芝麻等。对严重妊娠反应者,应鼓励至少进食150g碳水化合物,以维持血糖水平,对完全不能进食者,可以静脉补充一定量的葡萄糖、维生素及矿物质。

3．妊娠高血压综合征　妊娠高血压综合征简称妊高征。孕晚期最常见。营养因素主要有脂肪及饱和脂肪酸的摄入量较多,钙、铁、锌、维生素A、维生素B_2的摄入过少。

营养与膳食防治要点:以孕期正常体重增加为标准来控制总能量的摄入,减少饱和脂肪酸的摄入,增加优质蛋白质的摄入,补充足够的钙、镁、锌及维生素,减少盐的摄入量。

（二）乳母的主要营养问题

1．营养状况对乳汁营养成分的影响　乳母的营养状况对泌乳量及乳汁中营养成分有一定的影响,特别当营养素的摄入量变动范围较大时影响更明显。泌乳量少是乳母营养不良的一个指征。

2．哺乳对母体健康的影响　产后应尽快用母乳喂养新生儿,由于哺乳过程中婴儿对乳房的不断吮吸,刺激母体内缩宫素的分泌而引起子宫收缩,减少产后子宫出血的危险,还可促进产后子宫较快地恢复到孕前状态,并可避免乳房肿胀和乳腺炎的发生。哺乳对母亲健康的长期影响有:预防产后肥胖、降低骨质疏松的危险和降低乳腺癌的危险。

第二节　婴幼儿的营养与膳食

从出生至 12 个月为婴儿期,包括新生儿期(生后 28 天内),1～3 岁为幼儿期。前一时期是一生中生长发育最快的时期,也是婴儿完成从子宫内生活到子宫外生活的过渡期;后一时期的饮食是从以母乳为主过渡到以谷类等食物为主的过渡期,也是养成良好饮食习惯的关键时期。由于婴幼儿期的生长极为迅速,对营养素的需要极高,而各器官的发育尚未成熟,对食物的消化吸收能力有限,因此,需要科学喂养以确保婴幼儿的生长发育。

一、婴幼儿的生理特点

(一)婴儿的生理特点

1. 体格发育　婴儿期是人类生命生长发育的第一高峰期,尤其是出生后头 6 个月的生长最快。

(1)体重:婴幼儿的生长发育首先表现为体重的增加。在头 4～6 个月时体重增至出生时的 2 倍,1 岁时到达或超过出生时的 3 倍。

(2)身长:是反映骨骼系统生长的指标。在 1 岁时可达出生时的 1.5 倍。

(3)头围和胸围:头围反映脑及颅骨的发育状态,出生时头围比胸围略大。胸围是胸廓及胸肌发育程度的指标,出生时比头围小,到 1 岁时,胸围和头围基本相等并开始超过头围,称为头胸围交叉。

2. 脑和神经系统的发育　大脑的发育尤其是大脑皮层细胞的增殖、增大和分化主要是在孕晚期和出生后的第一年内。6 个月时脑重比出生时增加 1 倍,6 个月后,脑细胞增殖速度开始减慢,但细胞的体积开始增大。连接大脑内部与躯体各部分的神经传导纤维迅速增加。

3. 消化系统发育　婴儿的消化器官发育未成熟,功能未健全,口腔颊部丰富的脂肪有利于婴儿吸吮。到 3～4 个月时涎腺逐渐发育完善,6 个月起唾液的作用增强。

(1)胃及其酶:胃贲门的括约肌弱,而幽门部肌肉较紧张,在吸饱奶后受振动则易导致胃中奶的溢出或呕吐。胃内消化酶的活力弱且含量少,因此消化能力差。

(2)肠及其酶:新生儿的小肠约为自身长度的 6～8 倍,黏膜的绒毛较多,吸收面积与分泌面积均较大,有利于食物的消化和吸收。胰淀粉酶要到出生后第 4 个月才达到成人水平;胰腺脂肪酶的活力亦较低,肝脏分泌的胆盐较少,因此脂肪的消化与吸收较差。

(二)幼儿的生理特点

幼儿期也是处于生长发育的重要阶段,大脑皮质的功能进一步完善,语言表达能力也逐渐丰富,模仿性增强,智能发育快,开始独立行走、活动,接触事物增多,但仍缺乏自我识别能力。

1. 体格发育　体重、身长、头围的增长速度比婴儿期慢些,胸围在 2 岁以后超过头围。

2. 脑和神经系统的发育　大脑发育速度已显著减慢,但并未结束。神经细胞间的联系也逐渐复杂起来。而在神经纤维外层的髓鞘,则在出生后 4 年才完全发育成熟。外界的刺激信号因无髓鞘的隔离,难以在大脑特定的区域形成兴奋灶,同时信号传导的速度也较慢,因此小儿对外来刺激反应慢且易于泛化。

3. 消化系统发育　幼儿的牙齿还处于生长过程,故咀嚼功能尚未发育完善,这个时期的幼儿容易发生消化不良及某些营养缺乏病。

二、婴幼儿的营养需求

由于婴幼儿处于生长发育的旺盛时期,需要得到足量优质的营养素以满足正常的生理功能和生长发育所需;另外,婴幼儿的消化吸收功能尚不够完善,会对营养素的吸收和利用产生影响。因此,喂养不当容易引起婴幼儿消化功能紊乱和营养不良,影响生长发育。

(一) 能量需要

婴幼儿的能量需要包括基础代谢、体力活动、食物的特殊动力作用、排泄耗能以及生长发育所需。每增加1g的体内新组织,约需18.4~23.8kJ的能量。

能量摄入长期不足,可使生长迟缓或停滞;而能量摄入过多可导致肥胖。中国营养学会建议0~12个月的婴儿的 RNI 为 0.4MJ/(kg·d);1~2 岁、2~3 岁的 RNI:男孩分别为4.6MJ、5.02MJ,女孩分别为 4.4MJ、4.81MJ。

(二) 蛋白质

婴幼儿生长迅速,不仅蛋白质的需要量大,而且需要更多优质蛋白质。除成人的八种必需氨基酸外,婴儿早期肝脏功能还不成熟,还需要由食物提供组氨酸、半胱氨酸、酪氨酸以及牛磺酸。

膳食蛋白质供给不足时,婴幼儿可表现为生长发育迟缓或停滞、抵抗力下降、消瘦、水肿等。但因其肾脏及消化器官尚未发育完全,过高的蛋白质摄入也会对机体产生不利影响。中国营养学会建议的蛋白质 RNI 婴儿为 1.5~3.0g/(kg·d),1~2 岁幼儿为 35g/d,2~3 岁幼儿为 40g/d。

(三) 脂肪

脂肪是体内能量和必需脂肪酸的重要来源,摄入过多或过少对婴幼儿的生长发育都不利。通常膳食脂肪中必需脂肪酸应占总能量的 10%,才能保证正常生长、神经及智力的发育、预防发生脱屑性皮炎。膳食中适量的脂肪还有助于增加食欲。

我国营养学会推荐的婴幼儿每日膳食中脂肪提供的能量占总能量的比例是:6 月龄以内为 45%~50%,0.5~2 岁为 35%~40%,2 岁以上为 30%~35%。

(四) 碳水化合物

4 个月以下的婴儿乳糖酶的活性高,有利于消化吸收奶中的乳糖。4 个月以后的婴儿,能较好地消化淀粉食品。但对于 2 岁以下的幼儿,过多的碳水化合物可在肠内经细菌发酵,产酸、产气并刺激肠蠕动引起腹泻。过高膳食纤维和植酸盐会对营养素的吸收利用产生影响。

碳水化合物提供的能量应占总能量的比,婴儿为 40%~50%,幼儿的则上升至 50%~60%。

(五) 矿物质

婴幼儿必需而又容易缺乏的矿物质和微量元素主要有钙、铁、锌、碘。

1. 钙 出生后前 6 个月的全母乳喂养的婴儿并无明显的缺钙。6 个月以后需要注意从膳食中补充。婴儿钙的 AI 为 6 个月前 300mg/d,6 个月后 400mg/d,1~3 岁幼儿 600mg/d。

2. 铁 足月新生儿体内约有 300mg 左右的铁储备,通常可防止出生后 4 个月内的铁缺乏。早产儿及低出生体重儿的铁储备相对不足,容易出现铁缺乏。我国 6 月龄以上婴儿铁的 AI 为 10mg/d,1~3 岁幼儿为 12mg/d。

3. 锌 母乳喂养的婴儿在前几个月内可以利用体内储存的锌而不会缺乏,但在 4~5

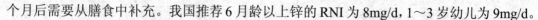

个月后需要从膳食中补充。我国推荐 6 月龄以上锌的 RNI 为 8mg/d，1～3 岁幼儿为 9mg/d。

4．碘 碘缺乏可影响智力、体格的发育。我国大部分地区天然食品及水中含碘较低，须使用碘强化食品以防缺碘。

（六）维生素

母乳中的维生素尤其是水溶性维生素含量易受乳母的膳食和营养状态的影响。膳食均衡的乳母，其乳汁中的维生素一般能满足婴儿的需要。用非婴儿配方奶喂养婴儿时，则应注意补充各种维生素。

1．维生素 A 用母乳喂养的婴儿一般不需额外补充，用牛乳喂养的婴儿需要额外补充大约 150～200μgRE/d。用浓缩鱼肝油补充维生素 A 时应适量。婴儿维生素 A 的 RNI 为 400μgRE/d，1～3 岁幼儿为 500μgRE/d。

2．维生素 D 人乳及牛乳中的维生素 D 含量均较低，从出生 2 周后都应添加维生素 D。婴幼儿维生素 D 的 RNI 为 l0μg/d。

3．维生素 E 早产儿和低出生体重儿容易发生维生素 E 缺乏，引起溶血性贫血、血小板增加及硬肿症。婴儿的 AI 为 3mgα-TE/d。

4．维生素 K 新生儿肠道内正常菌群尚未建立，容易发生维生素 K 缺乏症。因此，对新生儿尤其是早产儿出生初期要注射补充维生素 K。出生 1 个月以后，一般不容易出现维生素 K 缺乏。但长期使用抗生素时，则应注意补充维生素 K。

5．维生素 C 母乳喂养的婴儿可从乳汁获得足量的维生素 C。牛乳中维生素 C 的含量较低，因此，纯牛乳喂养儿应注意补充。

6．其他维生素 B 族维生素为水溶性维生素，在体内储存极少，需每日从膳食中补充。

三、婴幼儿的合理膳食

知识链接

婴儿的母乳喂养

世界卫生组织强烈建议，在婴儿最初 6 个月内给予纯母乳喂养。6 个月至 2 岁或更长时间内，在继续母乳喂养的同时，要补充其他的食物。此外：

1．在婴儿出生的头一个小时里就开始母乳喂养；

2．根据需要进行母乳喂养，也就是不管白天或是晚上，婴儿一旦有需要就要进行喂养；

3．不使用瓶子或安慰奶嘴。

（一）婴儿的合理膳食

婴儿生长发育所需的能量和营养素必须通过合理的喂养方式来获得。婴儿喂养方式可分为三种：母乳喂养、人工喂养和混合喂养。

1．母乳喂养 母乳是婴儿最理想的均衡食物，能满足 6 个月龄以内婴儿所需要的全部液体、能量和营养素，而且富含免疫物质，有利于婴儿的快速生长发育及生理功能的发育成熟。

在分娩后的 1 周内所分泌的乳汁呈淡黄色，质地黏稠，富含免疫球蛋白和乳铁蛋白，但乳糖和脂肪较成熟乳少，称为"初乳"；第 2 周的乳汁称为过渡乳，乳糖和脂肪含量增多；2 周后为成熟乳,富含蛋白质、脂肪等多种营养素。初乳对婴儿十分珍贵,尽早开奶可减轻婴儿生理性黄疸、生理性体重下降和低血糖的发生。产后30分钟即可喂奶。

母乳喂养是人类最原始的喂养方法,也是最科学、最有效、最经济的喂养方法。母乳喂养的优点有:

(1)营养成分最适合婴儿的需要,消化吸收利用率高。人乳中蛋白质以易于消化吸收的乳清蛋白为主,富含亚油酸、亚麻酸,乳糖含量高,钙、铁、锌、铜的吸收率较高。

(2)含有大量的免疫活性物质,有助于增强婴儿抗感染能力。初乳中含有较多的 IgA、IgM 型免疫球蛋白,乳铁蛋白,补体 C3 和 C4、纤维结合素等;此外还含有 IgG 型免疫球蛋白,嗜中性粒细胞和巨噬细胞,溶菌酶,双歧杆菌因子及干扰素等。

(3)经济、方便、卫生、不易引起过敏、也不存在过度喂养的问题。

(4)有利于预防成年期慢性病。母乳喂养持续时间较长者,2 型糖尿病、克隆病、溃疡性结肠炎、儿童的肿瘤及儿童期肥胖、婴儿突然死亡症等发病的危险相对较低。

(5)促进产后恢复,增进母婴交流。哺乳可帮助子宫收缩、推迟月经复潮以及促使脂肪消耗等,可降低母亲将来发生肥胖、骨质疏松症及乳腺癌的可能性。母亲在哺乳过程中,通过对婴儿皮肤的接触、爱抚、目光交流、微笑和语言,可增进母婴的感情交流,有助于乳母和婴儿的情绪安定,有益于婴儿的智力发育。

2.人工喂养与婴儿配方食品 因各种原因不能用母乳喂养婴儿时,可采用牛乳、羊乳等动物乳或其他代乳品喂养婴儿,这种非母乳喂养婴儿的方法即为人工喂养。完全人工喂养的婴儿最好选择婴儿配方奶粉。

(1)常用的婴儿代乳品

1)配方奶粉:绝大多数婴儿配方奶是在牛奶的基础上,降低蛋白质的总量,以减轻肾负荷;调整蛋白质的构成以满足婴儿的需要。在脂肪方面,脱去部分或全部富含饱和脂肪的奶油,代之以富含多不饱和脂肪的植物油,并调配其脂肪酸的构成和比例。在矿物质和维生素上,减少矿物质总量,调整钙、磷比例,增加铁、锌等矿物质及维生素 A 和维生素 D。食用前需按一定的比例稀释配制。

2)鲜牛乳:鲜牛乳是比较常用的母乳代乳品。由于牛乳营养成分与人乳有较大差异,需要适当配制后才适宜给婴儿喂养。食用前注意消毒。

3)全脂奶粉:是用鲜乳制成的干粉,用水按体积比 1(奶粉):4(水)或重量比 1:8 溶解后成分同鲜牛奶。再按上述鲜牛奶的方法配制进一步稀释、加糖、煮沸,冷却后使用。

4)豆制代乳粉:以大豆为主体蛋白的代乳制品。其特点不含乳糖,适用于对牛乳过敏或乳糖酶活性低下的婴儿使用。

(2)人工喂养:人工喂养所用乳量可根据婴儿的能量需要量来计算。新生儿第一周的能量需要量为 251kJ/(kg·d),第二周以后新生儿及婴儿的能量约需 397kJ/(kg·d)。喂养前注意消毒及调配好温度。

3.混合喂养 因各种原因母乳不足或不能按时喂养,在坚持用母乳喂养的同时,用婴儿代乳品喂养以补充母乳的不足。其原则是采用补授法,即先喂母乳,不足时再喂以其他代乳品。喂母乳时,应让婴儿吸空乳汁,这样有利于刺激乳汁的分泌。

4.婴儿辅助食品

(1)添加辅助食品的依据

1)满足婴儿的营养需求:婴儿生长至 4~6 月后,母乳的量和质都无法满足他们的需要。此时,补充食物是唯一的选择。

2)适应婴儿消化系统以及心理发育的需要:4~6个月以后的婴儿消化系统的逐步成熟,对食物的质和量也有新的要求。用软的半固体食物,有利于乳牙的萌出和训练婴儿的咀嚼功能。在喂养工具上,从用奶瓶逐步改变为用小茶匙、小杯、小碗,以利于婴幼儿的心理成熟。

3)学习吃食物,为断奶作准备:一般在母乳喂哺的4或6个月以后,要让婴儿逐步地认识并适应母乳以外的食物,进行咀嚼和吞咽的训练等,逐步摆脱对母乳的依赖。

4)培养良好的饮食习惯:母乳喂养儿正确的辅食添加,其儿童期和成年后挑食、偏食的不良习惯较少。

(2)添加辅助食品的时间与原则

1)适宜时间:在通常情况下,4~6个月时应逐步添加辅助食品。有下列情形时也可以开始添加辅食:①婴儿体重增长已达到出生时的2倍;②婴儿在吃完约250ml奶后不到4小时又饿了;③婴儿可以坐起来了;④婴儿在24小时内能吃完1000ml或以上的奶。

2)添加辅助食品的原则:①逐步适应:1种辅食应经过5~7天的适应期,再添加另一种食物,第一个添加的辅食是米粉类;②由稀到稠;③量由少到多,质地由细到粗;④因人而异。

(二)幼儿的合理膳食

幼儿膳食是从婴儿期的以乳类为主过渡到以谷类为主,奶、蛋、鱼、禽、肉及蔬菜和水果为辅的混合膳食。

1. 幼儿膳食的食物选择

(1)粮谷类及薯类:幼儿期后,粮谷类应逐渐成为小儿的主食。以大米、面制品为主,同时加入适量的杂粮和薯类。在食物的加工上,做到粗细合理。

(2)乳类食品:乳类应适量,因过量也会影响幼儿对谷类和其他食物的摄入,不利于饮食习惯的培养。

(3)鱼、肉、禽、蛋及大豆类食品:主要提供幼儿生长发育的优质蛋白质。

(4)蔬菜、水果类:蔬菜水果不仅可提供营养素,而且具有良好的感官性状,可促进小儿食欲,防治便秘。

(5)油、糖、盐等调味品及零食:这类食品对于提供必需脂肪酸、调节口感等具有一定的作用,但过多对身体有害无益,应少吃。

2. 幼儿膳食的基本要求

(1)营养齐全、搭配合理:幼儿膳食应包括上述五类食物。要注意能量及营养素能满足需要且比例适当。注意不同的食物轮流使用,搭配合理,使膳食多样化。

(2)合理加工与烹调:幼儿的食物应单独制作,质地应细、软、碎、烂,避免刺激性强和油腻的食物。食物烹调时还应具有较好的色、香、味、形,以促进食欲。

(3)合理安排餐次:幼儿每天进餐的次数要相应增加。但进餐要有规律,一般可安排早、中、晚三餐,另加午点和晚点。

(4)营造舒适的进餐环境:安静、舒适、秩序良好的进餐环境,可使小儿专心进食。如就餐时不看电视、就餐时或就餐前不责备或打骂幼儿、在固定的场所就餐等。

(5)注意饮食卫生及良好的饮食习惯:对幼儿的饮食卫生应特别注意。培养餐前、便后洗手,不吃不洁的食物等良好的卫生习惯。

四、婴幼儿的主要营养问题

早期发现婴幼儿营养方面的问题，及时纠正营养缺乏、预防亚临床微量营养素缺乏，将有助于婴幼儿正常生长发育。

（一）钙与维生素D缺乏

1. 原因　主要是由于日光照射不足（缺少户外活动）以及没有及时补充维生素D。

2. 预防对策　多做户外活动、多晒太阳；增加奶及其制品的消费；食用以大众食品为载体的强化钙。

（二）铁缺乏

1. 原因　婴幼儿的主要食物为奶类、米粥、鸡蛋等，铁的含量较低，长期不另外补充铁，易发生铁缺乏。

2. 预防对策　增加富含铁的食物；同时补充维生素C；采用铁强化食品补铁；短期补充铁制剂。

（三）维生素A缺乏

1. 原因　小儿体内维生素A的储存量低，膳食中摄入不足；一些感染性或传染性疾病如麻疹、肺炎等可以引起维生素A缺乏。

2. 预防对策　多食富含维生素A的食物或胡萝卜素的蔬菜水果；在医生指导下补充维生素A或营养补充剂，如鱼肝油等。

（四）蛋白质-能量营养不良

1. 原因　能量摄入不足的同时，往往存在蛋白质摄入不足或质量不好。4～6月龄开始未能及时合理添加辅食、断奶期食物短缺或调配不合理、反复感染性腹泻及患呼吸道疾病等是主要的原因。

2. 预防对策　首先是鼓励母乳喂养；增加能量的摄入及提供质量较好的蛋白质，如油脂类和坚果类食物、奶类、蛋类、豆制品和肉类等；食物多样，合理搭配；增加餐次；积极治疗疾病。

第三节　儿童、青少年的营养与膳食

A4腰

最近，许多女网友纷纷在网上秀出她们比A4纸还要窄的小蛮腰。那些追求苗条身材的青少年可能要进行极端的节食减肥之旅了。他们或尝试流行的减肥食谱、吃素或者干脆不吃，或服用轻泻剂、有害的补品或药物，或利用自我催吐等方法去减肥。

但在无人指导的情况下节食时，很容易出现健康问题。如热量摄入不足，会变得虚弱、疲惫且易怒，会影响大脑运转，甚至会损害心脏及其他器官，或因营养不良而死亡。

请问：

1. 青少年发生营养不良的主要原因是什么？

2. 如何防治青少年发生营养不良？

小儿 3 周岁后至 6～7 岁入小学前称为学龄前儿童，6～12 岁进入小学阶段则称为学龄儿童。到了 12～18 岁称为青少年时期，包括青春发育期及少年期。

一、儿童、青少年的生理特点

（一）学龄前儿童的生理特点

此期生长发育速度减慢，脑及神经系统发育持续并逐渐成熟。是培养良好生活习惯、良好道德品质的重要时期。

1. 身高、体重稳步增长　此期体格发育速度相对减慢，但仍保持稳步地增长，每年体重增长约 2kg、身高增长约 5～7cm。

2. 神经系统发育逐渐完善　脑细胞体积的增大及神经纤维的髓鞘化仍继续进行。运动转为由大脑皮质中枢调节，神经冲动传导的速度加快。

3. 咀嚼及消化能力仍有限　咀嚼能力及消化能力仍有限，尤其是对固体食物需要较长时间适应，不能过早进食成人膳食，以免导致消化吸收紊乱。

4. 心理发育特征　注意力分散是学龄前儿童的行为表现特征之一，这一特征在饮食行为上的反应是不专心进餐；主动性、好奇心强，在饮食行为上的反应是自我做主，久之导致挑食、偏食等不良饮食行为和营养不良；模仿能力极强，父母的行为常是其模仿的主要对象。因此这一时期应特别注意培养儿童良好的饮食习惯。

（二）学龄儿童的生理特点

学龄期的儿童生长迅速、代谢旺盛，体重每年增加 2～3kg，身高每年增加 4～7cm。各系统器官的发育速度不同，神经系统发育较早，生殖系统发育较晚，肌肉组织发育加速。

（三）青少年的生理特点

1. 身高和体重的第二次突增期　通常女生始于 10～12 岁，男生始于 12～15 岁。体重每年增加 2～5kg、身高增加 2～8cm。

2. 体成分发生变化　进入青春期后，男女性的脂肪和肌肉增加比例不同。男性以增加瘦体重（即去脂体重）为主，而女性则更多地增加脂肪。

3. 性发育成熟　青春期性腺发育逐渐成熟，性激素促使生殖器官发育，出现第二性征。

4. 心理发育成熟　青少年的大脑功能和心理发育进入高峰，思维活跃、记忆力强，是人生中最有活力的时期。心理的改变也可导致饮食行为的改变，如盲目节食等。

二、儿童、青少年的营养需求

（一）学龄前儿童的营养需求

1. 能量　能量需要相对减少，约每日 21～63kJ/kg，但好动小儿的需要比安静小儿可能高 3～4 倍。我国推荐的总能量的 RNI 为 5.4～7.1MJ/d，其中男孩稍高于女孩。

2. 蛋白质　学龄前儿童摄入蛋白质的最主要目的是满足细胞、组织的增长，因此，应有一半来源于动物蛋白质。中国营养学会建议的 RNI 为 45～55g/d。

3. 脂肪　儿童生长发育所需的能量、免疫功能的维持、脑的发育和神经髓鞘的形成都需要脂肪，尤其是必需脂肪酸。但脂肪提供的能量占总能量比重由婴幼儿期的 35%～40% 减少到 30%～35%。

4. 碳水化合物　学龄前期儿童的膳食基本完成了从以奶和奶制品为主到以谷类为主

的过渡。谷类所含的丰富碳水化合物是其能量的主要来源,约为总能量的 50%～60%,但不宜用过多的糖和甜食。适量的膳食纤维是学龄前儿童肠道所必需的,但过量的膳食纤维在肠道易膨胀,引起胃肠胀气、不适或腹泻,影响食欲和营养素的吸收。

5. 矿物质 学龄前儿童生长发育快,钙、铁、碘、锌往往容易缺乏,需要依赖食物补充。中国营养学会推荐学龄前儿童钙的 AI 为 800mg/d,铁的 AI 为 12mg/d,碘的 RNI 为 90μg/d,锌的 RNI 为 12mg/d。

6. 维生素 维生素 A 缺乏是发展中国家普遍存在的营养问题,其他的维生素对小儿的生长发育也起着重要的作用,也要注意从膳食中补充。中国营养学会建议学龄前儿童维生素 A 的 RNI 为 600μgRE/d,维生素 D 的 NRI 为 10μg/d,维生素 B_1、维生素 B_2、烟酸和维生素 C 的 RNI 分别为 0.7mg/d、0.7mg/d、7mg/d 和 60～70mg/d。

(二)学龄儿童与青少年的营养需求

由于儿童少年体内合成代谢旺盛,以适应生长发育的需要,所需要的能量和各种营养素的量相对比成人高,尤其是能量、蛋白质、脂类、钙、锌和铁等营养素。同年龄男生和女生在儿童时期对营养素需要的差别很小,从青春期生长开始,男生和女生的营养需要出现较大的差异。

1. 能量 生长发育中儿童青少年的能量处于正平衡状态。能量的来源及各营养素的供能比分别为:碳水化合物 55%～65%,脂肪 25%～30%,蛋白质 12%～14%。

2. 蛋白质 为满足儿童青少年生长发育的需要,膳食中要注意动物性食物蛋白质及大豆的供给。

3. 脂类 一般不过度限制儿童少年膳食脂肪摄入。但脂肪摄入量过多将增加肥胖及成年后心脑血管疾病、高血压和某些癌症发生的危险性。饱和脂肪酸所占的比例为小于10%。

4. 碳水化合物 适量摄入碳水化合物,可以避免脂肪的过度摄入,食用含碳水化合物丰富的谷类、薯类以及水果蔬菜等还可以增加膳食纤维及低聚糖的摄入,对预防肥胖及心血管疾病都有重要意义。应避免摄入过多的糖及含糖饮料。

5. 矿物质

(1)钙:青春前期及青春期是身体生长突增高峰期,为了满足需要,儿童少年钙的 AI 为 6～10 岁 800mg/d、11～18 岁 1000mg/d,UL 为 2000mg/d。

(2)铁:铁缺乏除引起贫血外,也可能降低学习能力、免疫和抗感染能力。青春期贫血是女孩常见的疾病,应特别关注。

(3)锌:缺锌的临床表现是食欲差、味觉迟钝甚至丧失,严重时引起生长迟缓、性发育不良及免疫功能受损。应注意补充含锌丰富的食物。

(4)碘:青春期甲状腺肿发病率较高,需特别预防。儿童青少年膳食碘 RNI,6～10 岁为 90μg/d,11～13 岁为 120μg/d,14～18 岁为 150μg/d。应坚持用碘盐及经常食用海产品,同时也要防止碘摄入过多。

6. 维生素

(1)维生素 A:儿童维生素 A 缺乏的发生率远高于成人。维生素 A 的 RNI6 岁为600μgRE/d,7～13 岁为 700μgRE/d,14～18 岁男为 800μgRE/d、女为 700μgRE/d。与动物来源的维生素 A 比较,植物来源的胡萝卜素效价较低。

(2)维生素 B_1:精加工谷类的普及,使儿童维生素 B_1 的缺乏成为目前常见的营养问题。

我国儿童青少年膳食维生素 B₁ 的 RNI6 岁为 0.7mg/d, 7 岁为 0.9mg/d, 11~13 岁为 1.2mg/d, 14~18 岁男为 1.5mg/d, 女为 1.2mg/d。

（3）维生素 B₂: 儿童青少年紧张的学习生活, 使其易发生维生素 B₂ 缺乏症。我国儿童青少年膳食维生素 B₂ 的 RNI6 岁为 0.7mg/d, 7 岁为 1.0mg/d, 11 岁为 1.2mg/d, 14~18 岁男为 1.5mg/d, 女为 1.2mg/d。

（4）维生素 C: 我国儿童青少年膳食维生素 C 的 RNI6 岁为 70mg/d, 7 岁为 80mg/d, 11 岁为 90mg/d, 14~18 岁为 100mg/d。

三、儿童、青少年的合理膳食

（一）学龄前儿童的合理膳食

学龄前儿童的膳食一方面要满足其营养素摄入的需要, 二方面是养成不挑食、不偏食的健康饮食习惯。合理膳食的原则包括:

1. 食物多样 合理搭配每日膳食应由适宜数量的谷类、乳类、肉类（或蛋、鱼类）、蔬菜和水果四大类食物组成, 同类食物轮流选用。做到膳食多样化, 合理搭配, 营养全面。

2. 专门烹调 易于消化学龄前期儿童咀嚼和消化能力仍低于成人, 因此要选择易于消化的烹调方式, 如蔬菜切碎、瘦肉加工成肉末、尽量减少食盐和调味品的食用, 随着年龄的增长逐渐增加食物的种类和数量, 烹调向成人膳食过渡。

3. 建立合理的膳食制度 学龄前儿童胃的容量小, 又活泼好动, 容易饥饿, 应适当增加餐次, 以一日"三餐两点"为宜, 各餐能量分配为: 早餐 30%, 午餐 35%, 晚餐 25%, 加餐 10%。

4. 培养健康的饮食习惯 养成不偏食、不挑食、少零食, 细嚼慢咽, 不暴饮暴食, 口味清淡的健康饮食习惯。

（二）学龄儿童的合理膳食

这部分儿童独立活动的能力逐步加强, 可以接受成人的大部分饮食。合理膳食的原则包括:

1. 食物多样化 保证富含优质蛋白质的鱼、禽、蛋、肉、奶等食物的摄入。

2. 保证吃好早餐 让孩子吃饱和吃好每天的三顿饭, 尤其是早餐, 食量应相当于全日量的三分之一。

3. 培养健康膳食习惯 定时定量进食, 不挑食, 不偏食, 少吃零食, 饮用清淡饮料, 控制食糖摄入。

4. 重视户外活动 少数孩子饮食量大而运动量少, 故应调节饮食和重视户外活动以避免发胖。

（三）青少年的合理膳食

1. 多吃谷类, 供给充足的能量 青少年能量需要量大, 每天约需谷类 400~500g, 可因活动量大小而有所不同。宜多食粗粮, 适当选择杂粮及豆类。

2. 保证鱼、肉、蛋、奶、豆类和蔬菜水果的摄入 优质蛋白质应达 50% 以上, 保证蔬菜水果的摄入。

3. 平衡膳食, 鼓励参加体力活动 避免盲目节食, 合理控制饮食、少吃高能量的食物（如肥肉、糖果和油炸食品等）, 以控制肥胖的发生。同时鼓励参加体力活动, 使能量的摄入和消耗达到平衡, 以保持适宜的体重。

四、儿童、青少年的主要营养问题

(一) 不良饮食行为

1. 产生原因

(1) 婴幼儿期喂养不科学：如过多地依赖液体和半固体食物，食物品种单调等。

(2) 家长不良饮食行为的影响：如父母偏食和挑食的习惯，食物烹调不当等的影响。

(3) 学龄前儿童心理及个性发展的影响：如注意力容易分散、易对某些食物产生偏爱等。

2. 纠正措施

(1) 为孩子准备健康的食物，并不断地强化。

(2) 给儿童吃食物的自由。

(3) 对孩子的微小进步给予鼓励。

(4) 以理服人，以身作则。

(5) 精心烹调食物。

(二) 学龄前儿童便秘

1. 产生原因

(1) 对厕所和便器的恐惧，对排便信号的不适应。

(2) 膳食不健康，很少进食蔬菜水果。

(3) 先天性肠蠕动缓慢。

2. 处理原则

(1) 诱导餐后有节律的排空肠内容物。

(2) 短期使用轻泻剂，如乳糖。

(3) 鼓励使用高纤维的谷类、蔬菜水果等。

(4) 增加汤和水的摄入。

(三) 营养不良

在我国，儿童青少年营养不良大多表现为轻度，且农村学生高于城市学生、女生高于男生。

1. 发生原因

(1) 食物供应不足：部分贫困地区还存在食物供应不足的问题。

(2) 营养知识缺乏，饮食行为不合理：挑食、偏食、过度节食的不健康行为。

(3) 疾病：如感染性疾病、消化系统疾病等，导致食物消化、吸收不良。

2. 防治措施

(1) 制定有关的营养政策：如制定政策要求教育部门和学校把提高学生营养状况纳入到日常工作之中。

(2) 动员全社会参与。

(3) 普及营养知识，培养健康的饮食行为。

(4) 结合实际，开展适宜的干预措施。如学校营养午餐、开展校园经济等。

(四) 肥胖

1. 发生原因

(1) 遗传因素：父母双亲有肥胖特别是母亲为肥胖者，子女发生肥胖的比例较高。

(2) 环境因素：主要有体力活动过少，过量摄入碳水化合物、脂肪等。

（3）社会文化因素：如有人把肥胖称为"发福"，以"将军肚"为荣等。

（4）行为和生活方式：如久坐少动、不吃早餐、常吃西式快餐、进食速度过快等。

2．防治措施

（1）群体预防：从制定政策、创造支持性物质和社会环境、社会动员、普及知识及技能、提供卫生服务等方面来做好群体预防工作。

（2）超重/肥胖高危人群及已发生超重/肥胖儿童的干预：主要是合理膳食及增加体力活动的措施。

（3）行为矫正：对不良的行为和生活方式进行矫正。

（五）缺铁性贫血

1．发病原因 主要有铁摄入不足、铁需要量增加、长期腹泻等疾病等。

2．防治措施 通过均衡膳食或使用铁强化食品来改善人群的铁营养状况。

第四节 老年人的营养与膳食

一、老年人的生理特点

1．基础代谢率下降 基础代谢率随年龄的增长而降低，40岁以后的能量供给每增加10岁下降5%。

2．脂质代谢能力降低 易出现血甘油三酯、总胆固醇和低密度脂蛋白胆固醇（LDL-C）升高，高密度脂蛋白胆固醇（HDL-C）下降的现象。

3．消化系统功能减退 老年人消化器官功能随着衰老而逐渐减退，咀嚼功能下降、味觉功能减退、消化功能减弱、胃排空时间延长、肠蠕动减慢。

4．体成分改变 细胞数量减少，肌肉逐渐萎缩；体内水分减少；骨质疏松，尤其是女性更加明显，40～50岁骨质疏松发生率为15%～30%，60岁以上可达60%。

5．代谢功能降低 老年期代谢功能随着年龄的增长而降低，而且合成代谢降低，分解代谢增高，合成与分解代谢失去平衡，引起细胞功能下降。

6．免疫功能下降 老年人胸腺萎缩、重量减轻，T淋巴细胞数目明显减少，因此免疫功能下降，容易患各种疾病。

二、老年人的营养需要

1．能量 老年期的基础代谢逐渐降低，一般比青壮年低10%～15%，加上体力活动减少，所以能量供给也要相应的减少。如果老年期摄入能量过多，可使身体发生肥胖，易导致动脉粥样硬化、糖尿病等疾病。因此，有学者建议采用随年龄增长而校正能量供给的办法，60～70岁比青壮年供给能量减少20%左右，70岁以上减少30%左右，但也要按照每个人的具体活动情况而定。

2．蛋白质 蛋白质对老年期的营养尤其重要，因为老年期体内代谢过程以分解代谢为主，所以膳食中要有足够的蛋白质来补偿组织蛋白的消耗。当然蛋白质的供给也不宜过多，因老年期的消化能力减弱，肾脏排泄功能也减退，供给过多的蛋白质对老年人的身体是不利的，一般认为每日每公斤体重供给1g即可。由于老年期对蛋白质的消化、吸收和利用率较低，应多供给生物价值较高的优质蛋白质，以大豆、奶类、鱼类、瘦肉和蛋类作为蛋白质的主要来源。

3. 脂肪 脂肪的摄入量不宜过多,以占全天总能量的20%~25%为宜,并少吃动物性脂肪和胆固醇高的食物,以预防心血管疾病的发生。

4. 碳水化合物 老年期糖耐量低,胰岛素分泌减少,对血糖的调节作用减弱,易发生血糖增高,不宜食用含蔗糖高的食物。因此,碳水化合物应以含有丰富淀粉的谷类为主,其需要量以占全天能量的60%左右为宜,如摄入过多,多余的部分会转变成脂肪,引起高脂血症。

5. 膳食纤维 老年期的胃肠功能减弱,膳食纤维不仅可以促进肠蠕动,而且具有降低餐后血糖及血胆固醇浓度等作用,还可以防止结肠癌的发生,因此,老年人应摄取足够的膳食纤维。

6. 无机盐 老年期尤其妇女绝经后容易缺钙而出现骨质疏松症,需要足量的钙质补充。老年期也容易发生缺铁性贫血,要注意补充铁。老年期应保持清淡饮食,限制食盐摄入。硒具有清除体内自由基的作用,膳食中应适量补充。

7. 维生素 老年期的维生素供给要充足,特别是维生素A、维生素D、维生素E、维生素C及叶酸。

三、老年人的合理膳食

(一)合理搭配食物

注意食物多样化,充分利用食物营养素互补的作用,达到全面营养的目的。但由于老年人咀嚼和消化功能的减退,在食物选择方面受到一定的限制,应选择营养易消化的食物,注重粗细搭配。粗粮含丰富B族维生素和膳食纤维等营养素,应多食粗粮(全麦面、玉米、小米、荞麦、燕麦等)和薯类。蛋白质以优质蛋白为主,多吃奶类、豆类和鱼类蛋白。控制总热能和脂肪的摄入,防止肥胖。碳水化合物以淀粉为主,多吃新鲜蔬菜和水果,增加膳食纤维。重视各种维生素、钙、铁、锌、硒、铬等微量元素的供给。保健食品应在专业人员的指导下合理应用。

(二)合理烹调加工

食物烹制要柔软易消化,色、香、味、形俱全,以增加食欲。烹调方法多样,避免单一和重复,可选用蒸、煮、烩、焖、炒等形式,少用油炸、烟熏等加工方法。老年人膳食应清淡少盐。

(三)合理的膳食制度

老年人应避免饮食过饱,做到定时定量,少量多餐,不吸烟,少饮或不饮烈性酒。应适当多做户外活动,维持健康体重,预防或推迟骨质疏松症的发生,延缓机体功能衰退。老年人对口渴不灵敏,易引起便秘和体内代谢失调,所以要注意补充水分。老年人因生理、心理和社会经济状况的变化,可能导致情绪不佳、摄取的食物量减少而出现营养不良。因此家庭和社会应关注老年人的饮食质量、进餐环境和进食的情绪,保证各种营养素的供给。

四、老年人的主要营养问题

(一)心脑血管疾病

中、老年期膳食结构不合理,如饱和脂肪酸、胆固醇摄入过量,常导致血脂升高、体质指数增加,增加患心脑血管疾病的危险性。

知识链接

体质指数

体质指数简称BMI,是用体重公斤数除以身高米数平方得出的数字,是目前国际上常用的衡量人体胖瘦程度以及是否健康的一个标准。

成人的BMI数值:低于18.5为过轻,18.5~24.99为正常,25~28为过重,28~32为肥胖,高于32为非常肥胖。

(二)高血压

老年人群高血压的患病率明显上升,膳食中高能量、高脂肪、高盐的摄入、超重及肥胖是高血压的主要危险因素。

(三)糖尿病

2型糖尿病即非胰岛素依赖型糖尿病与肥胖之间存在明显相关,流行病学调查表明肥胖是罹患Ⅱ型糖尿病的一个重要因素。营养治疗是糖尿病治疗中的基础措施,糖尿病病人合理膳食,可减少并发症的发生。

(四)骨质疏松症

老年人户外活动少,光照不足,膳食中钙、维生素D等摄入不足,容易患上骨质疏松症。表现腿麻腿痛、身体萎缩、驼背、易骨折等。

 小结

不同特征的人群(包括孕妇、乳母,婴幼儿,儿童、青少年,老年人)生理特点各不相同,他们的营养需求也就各不相同,出现的常见营养问题也就不一样。因此,必须根据不同人群的具体情况,通过合理膳食以促进生长发育,减少营养性疾病的发生,保障健康,延缓衰老。

(袁尚华 柳 伟)

 目标测试

选择题

1. 孕中期的膳食,主要应注意

   A. 多喝汤
   B. 保证充足的鱼、禽、蛋、瘦肉和奶
   C. 少食多餐
   D. 多吃清淡易消化的食物
   E. 少吃新鲜的蔬菜和水果

2. 孕妇摄入叶酸不足时,胎儿易发生

   A. 巨幼红细胞贫血
   B. 先天性神经管畸形
   C. 高同型半胱氨酸血症
   D. 癞皮病
   E. 夜盲症

3. 孕晚期的膳食,更要注意

   A. 补充叶酸
   B. 补充充足的能量

C. 注意铁的补充　　　　　　　D. 补充长链多不饱和脂肪酸

E. 补充水分

4. 孕早期的膳食，不需特别注意的是

　　A. 按照孕妇的喜好，选择促进食欲的食物

　　B. 选择容易消化的食物

　　C. 少食多餐

　　D. 补钙

　　E. 适当多摄入含铁丰富的食物

5. 为预防胎儿神经管畸形的发生，叶酸补充最好开始时期是

　　A. 计划怀孕或可能怀孕前开始　　B. 孕早期

　　C. 孕中期　　　　　　　　　　　D. 孕晚期

　　E. 哺乳期

6. 关于哺乳期膳食原则不正确的是

　　A. 以动物性食物为主，限制蔬菜水果的摄入

　　B. 多食富含钙的食物

　　C. 烹调方法以炖、煮、煨为主

　　D. 多食富含铁的食物

　　E. 少吃盐、腌制品和刺激性强的食物

7. 乳母对铁的需要主要是为了

　　A. 预防婴儿缺铁性贫血　　　　B. 供给婴儿生长需要

　　C. 恢复孕期铁丢失　　　　　　D. 胎儿铁贮备

　　E. 促进乳汁分泌

8. 一般产后一周内的乳汁称为

　　A. 初乳　　　　　　　　　　　B. 过渡乳

　　C. 成熟乳　　　　　　　　　　D. 母乳

　　E. 无效乳

9. 乳母因能量需求增加而需要从膳食中增加供给的时间是产后

　　A. 1个月内　　　　　　　　　B. 1个月后

　　C. 3个月内　　　　　　　　　D. 3个月后

　　E. 6个月后

10. 考虑产妇的营养需要及其身体状况，正常分娩后宜进食

　　A. 普通膳食　　　　　　　　　B. 软食

　　C. 流质或半流质饮食　　　　　D. 固体食物

　　E. 药膳

11. 婴儿开始添加辅食的适宜月龄是

　　A. 1～3个月　　　　　　　　　B. 4～6个月

　　C. 5～8个月　　　　　　　　　D. 6～7个月

　　E. 7～8个月

12. 给婴儿添加辅食时，首先添加的是

　　A. 鸡蛋汤　　　　　　　　　　B. 米糊

    C. 鱼泥   D. 肉泥

    E. 豆腐

13. 2岁以下的幼儿,过多的摄入碳水化合物可引起

    A. 高血糖   B. 高血压

    C. 腹泻   D. 水肿

    E. 发热

14. 关于幼儿的膳食,正确的是

    A. 粮谷类食物为主   B. 依据其喜好选择食物

    C. 以奶类为主   D. 精细加工,利于消化

    E. 以流质食物为主

15. 以下不属于母乳喂养的优点的是

    A. 蛋白质含量比牛乳高   B. 母乳营养成分全面

    C. 可增进母子之间的感情 D. 经济方便

    E. 含大量免疫活性物质

16. 学龄前儿童膳食中来源于动物性食物的蛋白质应占

    A. 10%以上   B. 20%以上

    C. 30%以上   D. 40%以上

    E. 50%以上

17. 学龄前儿童的膳食原则中,正确的是

    A. 一日三餐为宜   B. 不偏食、不挑食、少零食

    C. 可以进食成人膳食   D. 以奶类为主,易于吸收

    E. 以动物性食物为主

18. 儿童青少年膳食中饱和脂肪酸所占的比例为

    A. 小于10%   B. 大于10%

    C. 小于1/3   D. 大于1/3

    E. 50%以上

19. 儿童青少年膳食中蛋白质提供能量应占总能量的（　　　）

    A. 10%~15%   B. 12%~14%

    C. 15%~20%   D. 20%~30%

    E. 30%~40%

20. 儿童是碘缺乏敏感人群,膳食中要注意经常安排

    A. 淡水鱼   B. 蛋类

    C. 奶类   D. 豆类

    E. 海产品

21. 青少年能量需求较大,通常每日需摄入谷类

    A. 200~300g   B. 300~400g

    C. 400~500g   D. 500~600g

    E. 600g以上

22. 老年人的蛋白质需要量,按体重计以每日多少为宜

    A. 1g/kg   B. 1.5g/kg

C. 2g/kg   D. 2.5g/kg

E. 3g/kg

23. 为老年人提供的膳食,不恰当的是

A. 食物多样化

B. 适量食用动物性食物

C. 膳食应清淡少盐

D. 多食用大豆及其制品

E. 因牙齿不好,应减少蔬菜水果的摄入

24. 老年人对钙的吸收利用能力下降,骨钙的流失增加,易导致

A. 糖尿病   B. 佝偻病

C. 骨质疏松症   D. 心脏病

E. 骨瘤

第七章 医院膳食

第一节 基本膳食

住院患者常用的膳食称为医院基本膳食。基本膳食按质地及烹调加工原则又分为普通膳食、软食、半流质和流质四种。

一、普通膳食

普通膳食其性状与正常人膳食一样，也简称为普食，是应用范围最广的医院膳食。每日供应早、中、晚三餐，每餐间隔4～6小时。

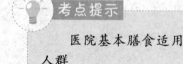
考点提示

医院基本膳食适用人群

1. 适用人群 体温正常或接近正常，咀嚼能力、消化功能无障碍；在治疗上无特殊膳食要求，又不需要对任何膳食营养素加以限制的患者。应用范围广，占所有住院患者的50%以上。

2. 配膳原则 膳食配制应以均衡营养和接近正常膳食为原则。每日供给的食物种类要齐全，营养素要充足，一般正常的食品均可采用。每日总能量为2200～2600kcal，蛋白质70～90g，蔬菜摄入量应不少于300g，其中黄绿色蔬菜应占50%以上。食物应清淡，多样化，避免使用强烈辛辣刺激性的食品或调味品。脂肪食品、烟熏食品、油炸食品及其他不易消化的食品应尽量少用。烹调时应科学合理，尽量减少各类营养素的流失；食物要多样化，注意色、香、味，以增进患者食欲。

二、软食

软食是一种质地软、少渣、易咀嚼、与普通饮食相比更容易消化的膳食，是半流质饮食向普食过渡的一种中间膳食，每日供应3～5餐。

1. 适用人群 适用于口腔疾患或咀嚼不便（如拔牙）患者；低热、食欲下降、消化不良、胃肠功能减弱者；小儿、老年人，手术后患者。

2. 配膳原则 食物要细、软、碎、烂；易咀嚼、易吞咽；清淡、少盐；少粗纤维、无刺激性。因此一切食物烹调时都要切碎，烧烂煮软。主食以粥、发酵类面食为主。不选用油炸食品、含粗纤维多的蔬菜。忌用强烈辛辣的调味品。宜采用蒸、煮、炖等烹调方式。

蔬菜在切碎、煮软过程中水溶性维生素和矿物质损失较多，应注意适当补充，营养素含量应不低于普通膳食。

三、半流质膳食

半流质膳食介于软食与流质膳食之间，是比较稀软的、易咀嚼吞咽、易消化的膳食，纤维素的含量极少，且含有足够的蛋白质，外观呈半流动流体状态。宜采用少量、多餐次的进餐形式，通常为2～3h进餐一次，每日供给5～6次，其中两餐之间可加餐。

1. 适用人群 体温较高、身体较弱、不便咀嚼或吞咽大块食物有困难者；耳鼻咽喉部手术后患者；刚分娩的产妇；有消化道疾患的患者；也用于某些外科手术后暂时的过渡饮食。

2. 配膳原则 各种食物应极软、细、碎、少粗纤维、无刺激性，易于咀嚼和吞咽。其能量6300～8400kcal，蛋白质应达到正常需要量。烹调时应做到色、香、味俱佳和食谱多样化。

四、流质膳食

流质膳食是极易吞咽和消化、含渣很少、无刺激性、呈流体状态，或在口腔内即可以融化为液体的一种饮食。常用流质膳食可分为普通流质、浓流质饮食、清流质饮食、冷流质饮食及不胀气流质饮食5种。此饮食是一种不平衡膳食，所含能量及必需营养素不足，只能作为过渡期的膳食，短期应用。宜采用少量、多餐次的进餐形式。通常为2～3小时进餐一次，每次200～300ml，每日供应6～7餐。

1. 适用人群 适用于极度衰弱、无力咀嚼食物的重症患者；口腔、面颊部及外科手术前后；高热、急性炎症性胃肠疾病、急性腹泻、恶心、呕吐者；急性传染病患者；大手术后第1次进食。

2. 配膳原则 所用食物皆需制成液体或入口即能溶化成液体，避免过甜或过咸。

根据病情不同，可调整流质内容。如急性传染病、重症患者及大手术后第1次进食宜进普通流质，如米汤、牛奶、菜汁等。口腔手术宜用浓流质，如鸡蛋薄面糊、较稠藕粉等。胰腺炎患者用不产气的无油清流质，如菜汤及米汤等。咽喉部手术后宜用冷流质饮食，如冰淇淋、冷牛奶等，以促使伤口血管收缩，有利于止血和减少局部血肿的发生。腹部手术后应使用不胀气流质饮食，禁用蔗糖、牛奶、豆浆等产气食品。

流质膳食所提供的能量及营养素均不足，故不宜长期采用。通常食用流质者应同时辅以周围静脉或肠外营养，以补充能量和营养素的不足。

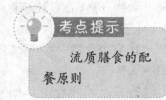

考点提示

医院软食适用人群

考点提示

流质膳食的配餐原则

第二节 治疗膳食

案例

王先生,69岁。因"排便困难近半个月"而就诊。主要症状是排便次数减少,由原来的每天排便一次逐渐减少为每周2~3次,粪便呈板栗状、羊粪状。经医生诊断为单纯性便秘。

请问:

1. 针对患者的情况,应该安排何种膳食?

2. 可以选择哪些食物帮助患者减轻排便痛苦?

为了适应病情的需要,在基本膳食的基础上,增加或减少某些营养素,或用烹调的方法改变食物性质,以达到身体康复的目的。

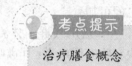

考点提示

治疗膳食概念

一、高能量膳食

(一)适用对象

严重营养缺乏的患者、手术前后的患者、处在分解代谢亢进状态下的患者等均可应用。体力消耗增加者,如运动员、重体力劳动者等。

(二)配膳原则和要求

1. 增加主食量 高能量膳食主要通过增加主食量、调整膳食内容来增加能量供给。增加摄入量应循序渐进,少量多餐,避免造成胃肠功能紊乱。除早、中、晚三餐外,可分别在上午、下午或晚上添加2~3餐点心,点心的品种根据病情和患者的喜好选择。

2. 根据病情调整供给量 病情不同对能量的需要量也不同。例如大面积烧伤患者能量和蛋白质的需要大大增多,其每日热能需要量为4000kcal,远高于正常人的RNI。蛋白质总量在90~120g之间,其中一半以上应为优质蛋白质。

3. 平衡膳食 为保证能量充足,膳食应有足量的碳水化合物、蛋白质,适量的脂肪,同时也需要相应增加矿物质和维生素的供给,尤其是提高与能量代谢密切相关的B族维生素的供给量。由于膳食中蛋白质的供给量增加,易出现负钙平衡,故应及时补充钙。为防止血脂升高,在设计膳食内容时应尽可能降低饱和脂肪酸、胆固醇和精制糖的摄入量。

(三)食物选择

1. 宜用食物 各类食物均可食用,加餐以馒头、蛋糕、牛乳等含能量高的碳水化合物类食物为佳。

2. 忌(少)用食物 无特殊禁忌,只需注意选择高能量食物代替一部分低能量食物。

二、低能量膳食

(一)适用对象

因治疗需要减轻体重的患者,如单纯性肥胖;需减少机体代谢负担而控制病情的患者,如糖尿病、高血压、高脂血症、冠心病等。

(二)配膳原则和要求

1. 减少膳食总能量 低能量治疗膳食的配膳原则最主要是限制能量供给,而其它营养素应满足机体的需要。能量供给要逐步减少，以利于机体动用脂肪、消耗储存的体脂，并减少不良反应。成年患者每日能量摄入量比平日减少 500～1000kcal，减少量根据患者情况而定，但每日总能量摄入量不应低于 1000kcal，以防体脂动员过快，引起酮症酸中毒。

2. 营养平衡　由于限制总能量，膳食中蛋白质供能的比例要相应提高，至少应占总能量的 15%～20%，保证每日蛋白质供给不少于每公斤体重 1g，而且优质蛋白质应占全天蛋白质总摄入量的 50% 以上。碳水化合物和脂肪供给量应减少，碳水化合物约占总能量的 50%～60%，脂肪应占总能量的 20%～30%，胆固醇的摄入量应控制在 300mg/d 以下。由于进食量减少，易出现矿物质（如铁、钙）、维生素（如维生素 B_1）的不足，必要时可使用制剂进行补充。

3. 减轻饥饿感　膳食可多采用富含膳食纤维的蔬菜和低糖的水果，必要时可选用琼脂类食品，以满足患者的饱腹感。

（三）食物的选择

1. 宜用食物　粗粮、豆制品、蔬菜和低糖水果等，尤其是叶菜类。烹调方法宜用蒸、煮、拌、炖等无油的做法。各种菜肴应清淡可口。

2. 忌（少）用食物　肥腻的食物和甜食，如肥肉、花生、糖果等。烹调方法忌用油煎、油炸等多油的做法。

三、高蛋白质膳食

因疾病（感染、创伤或其它原因）导致机体蛋白质消耗增加，或机体处于康复期需要更多的蛋白质用于组织的再生、修复时，需在原有膳食的基础上额外增加蛋白质的供给量。

（一）适用对象

营养不良、贫血、烧伤、伤寒、肝炎等疾病恢复期、手术前后以及孕妇、乳母等生理性蛋白质需要量增加者。

（二）配膳原则和要求

1. 提高蛋白质供给量　每日蛋白质供给量可达 1.5～2.0g/kg，总量不少于 90～100g。每日膳食蛋白质总量的一半以上应为优质蛋白质。

2. 营养平衡　碳水化合物要适当增加，以保证蛋白质充分利用。无机盐、维生素要供给充足。

3. 适当加餐　高蛋白质膳食一般不需单独制作，可在原来膳食的基础上添加富含蛋白质的食物即可。如在中餐和晚餐时增加一个全荤菜，或者在正餐外加餐，以增加高蛋白质食物的摄入量。

（三）食物的选择

宜多选用动物性食物、蛋类、乳类、豆类。

四、低蛋白质膳食

（一）适用对象

适用于急性肾炎、急性或慢性肾功能不全、慢性肾衰竭、尿毒症、肝昏迷或肝昏迷前期患者。

（二）配膳原则和要求

1. 控制蛋白质的摄入量　每日膳食中蛋白质总量在 40g 以下。应尽量选择富含优质蛋白质的食物，如蛋、乳、瘦肉类等。限制蛋白质供给量应根据病情随时调整。病情好转后需逐渐增加摄入量，否则不利于疾病康复，尤其对处于生长发育期的患儿不利。

2. 能量供应要充足　能量供给充足才能节省蛋白质的消耗，减少机体组织的分解。可采用含蛋白质较低的食物作为主食。

3. 合理摄入无机盐和维生素 供给充足的蔬菜和水果,以满足机体对无机盐和维生素的需要。另外,无机盐的供给应根据病种和病情进行调整,有水肿的患者,除膳食要限制蛋白质外,还应限制钠的供给。

(三)食物的选择

1. 宜用食物 蔬菜、水果及薯类等低蛋白质的食物。

2. 忌(少)用食物 含蛋白质丰富的食物,如豆类、蛋、乳、肉类等。

五、限脂肪膳食

(一)适用对象

适用于肝、胆、胰疾病患者,腹泻或腹泻恢复期,脂肪吸收障碍,高脂血症以及肥胖症等。

(二)配膳原则和要求

1. 限制脂肪摄入量 建议将脂肪限量程度分为以下三种:

(1)严格限制脂肪膳食:适用于急性胰腺炎。膳食脂肪供能占总能量的 10% 以下,脂肪总量(包括食物所含脂肪和烹调油)每日不超过 20g,必要时采用完全不含脂肪的纯碳水化合物膳食。

(2)中度限制脂肪膳食:膳食中脂肪占总能量的 20% 以下,饮食中各种类型的脂肪总量每日不超过 40g。

(3)轻度限制脂肪膳食:膳食脂肪供能不超过总能量的 25%,脂肪总量每日 50g 以下。

2. 选择合适的烹调方法 为了达到限制脂肪的膳食要求,除选择含脂肪少的食物外,还应减少烹调用油。禁用油煎、炸或爆炒食物,可选择蒸、煮、炖等。

(三)食物的选择

1. 宜用食物 根据病情及脂肪限制程度选择各种食物。

2. 忌(少)用食物 含脂肪高的食物,如肥肉、全脂乳及其制品、花生及各种油煎炸的食品等。

六、低胆固醇膳食

(一)适用对象

适用于高胆固醇血症、高血压、动脉粥样硬化、冠心病患者,以及肝、胆疾病患者等。

(二)配膳原则和要求

1. 限制胆固醇供给量 每天胆固醇的摄入量应控制在 300mg 以下。

2. 减少饱和脂肪酸摄入 用植物油代替动物油,为保证蛋白质的供给,宜用大豆制品代替部分动物性食品。

3. 多吃新鲜蔬菜和水果 新鲜蔬菜和水果可以提供维生素、无机盐和膳食纤维;适当选用粗粮、杂粮。

(三)食物的选择

1. 宜用食物 多选用大豆及其制品,粗粮、杂粮、新鲜蔬菜和水果。

2. 忌(少)用食物 忌用或少用富含胆固醇的食物,如动物内脏、蛋黄、鱼子等。

七、限钠盐膳食

(一)适用对象

适用于肝硬化腹水、高血压、缺血性心力衰竭、急慢性肾小球肾炎、肾病综合征、先兆子痫以及不明原因的水肿患者等。

（二）配膳原则和要求

1．控制钠的供给量 限钠盐膳食可根据病情和水肿程度分为三种：

（1）低盐膳食：每日烹调用盐限制在2～4g。忌用一切咸食，如咸蛋、咸肉、咸鱼等。

（2）无盐膳食：烹调时不加食盐或酱油，可用糖醋等调味。忌用一切咸食。

（3）低钠膳食：除无盐膳食的要求外，忌用含钠高的食物，如油菜、蕹菜、芹菜等蔬菜及松花蛋、豆腐干、猪肾等。

2．选择适宜的烹调方法 可采用西红柿汁、芝麻酱等调料以改善口味，或用原汁羹、炖法以保持食物的鲜美味道。可用糖醋烹调方法调剂口味。

（三）食物的选择

1．宜用食物 钾盐酱油、低钠盐和含钠低的蔬菜，如韭菜、茭白、芦笋、青笋等。

2．忌（少）用食物 忌用加碱食物，如油条、糕点和饼干等；忌用松花蛋、豆腐干、猪肾；含钠高的蔬菜，如油菜、蕹菜、芹菜、菠菜、大白菜等；忌用一切盐腌食品，如咸蛋、火腿、酱菜等。

八、高钾膳食

（一）适用对象

适用于严重呕吐、腹泻、不能进食者，长期使用利尿剂等导致低血钾，以及肾功能不全出现的低血钾患者，因肾脏疾病进行透析的患者，创伤、感染修复期患者。

（二）配膳原则和要求

1．每天钾供给量至少要超过4g。

2．注意膳食平衡 多选择富含蛋白质的瘦肉、鱼、虾和豆类食品；用土豆、芋头代替部分主食。尽量满足能量和其它营养素的需要。

3．选用含钾丰富的食物 食物中的钾多集中在谷皮、果皮和肌肉中，且钾易溶于水，因此细粮的钾含量低于粗粮，去皮的水果钾含量低于带皮的，肥肉的钾含量低于瘦肉，罐头水果或煮的水果钾含量低于新鲜水果。

九、低钾膳食

（一）适用对象

适用于晚期肾功能不全，代谢性酸中毒导致的高血钾患者等。

（二）配膳原则和要求

1．每天钾的摄入量不超过2g。

2．依据食物成分表，选择含钾量较少的食物。

3．选择合适的烹调方法，如将蔬菜浸泡在水中，或水煮去汤，可以减少钾含量。

十、高膳食纤维（多渣）膳食

（一）适用对象

适用于便秘、肥胖症、冠心病、高脂血症、糖尿病等。

（二）配膳原则和要求

1．每天膳食纤维的摄入量在35g以上。

2．注意膳食平衡 长期过量使用高纤维食物易产生无机盐和微量元素的不足，因此要注意营养素的平衡，特别是蛋白质、钙、铁、锌的摄入。

3．选用含膳食纤维丰富的食物　如蔬菜、水果、粗粮、杂粮等。多饮水，多采用产气食物（如蜂蜜、果酱、豆类等）以刺激肠蠕动。

十一、低膳食纤维（少渣）膳食

（一）适用对象

适用于伤寒、肠炎、痢疾、肛门肿瘤、胃肠道手术前后、消化道出血、食道狭窄、食道静脉曲张等。

（二）配膳原则和要求

1．限制膳食中纤维的含量　尽量少用富含膳食纤维的食物，如蔬菜、水果、粗粮。选用的食物应细软、渣少、便于咀嚼和吞咽。

2．脂肪含量不宜过多　腹泻患者对脂肪的消化吸收能力减弱，易致脂肪泻，故应控制膳食脂肪量。

3．烹调方法　将食物切碎煮烂，做成泥状，忌用油炸、油煎的烹调方法。禁用烈性刺激性调味品。

4．少量多餐，注意营养素的平衡　适当加用水果汁、蔬菜汁等，必要时可补充维生素和矿物质制剂。

 知识链接

饮食不当可诱发痛风

诱发痛风的重要原因是饮食不当。随着国民生活水平的日益提高，人们的饮食结构发生了很大的改变，经常大量进食鱼、虾、肉类等食物，使得痛风发病率逐年升高，目前已经成为中国中老年人较常见的代谢性疾病。痛风的临床特征表现为高尿酸血症及尿酸盐结晶、沉积所致的特征性急性关节炎、痛风石、间质性肾炎，严重者见关节畸形及功能障碍，常伴尿酸性尿路结石。

 小结

医院膳食一般分为基本膳食和治疗膳食等。医院基本膳食按照质地及烹调加工原则又分为普通膳食、软食、半流质和流质膳食四种。治疗膳食种类很多，而且往往针对特定的病种，常用的有高能量膳食、低能量膳食、高蛋白膳食、低蛋白膳食、低脂肪膳食、低胆固醇膳食、限钠盐膳食、高钾或低钾膳食、高膳食纤维膳食、低膳食纤维膳食等。通过提供各种营养配餐，能满足常见慢性疾病人群的营养需要。

（柳　伟）

 目标测试

选择题

1．准备软食时，何种烹调方法不能用

A．煎　　　　　　　　　　　　　　B．清蒸

C. 煮   D. 汆

E. 炖

2. 流质饮食通常为 2～3h 进餐一次, 每次 200～300ml, 每日供应

  A. 2 餐   B. 2～3 餐

  C. 3～4 餐   D. 4～5 餐

  E. 6～7 餐

3. 普通饮食适用于

  A. 产妇   B. 高热患者

  C. 消化不良患者   D. 咀嚼不便的老人

  E. 口腔疾患患者

4. 软食适用于

  A. 腹部手术患者   B. 痢疾患者

  C. 消化不良患者   D. 喉部手术者

  E. 意识丧失患者

5. 流质或半流质膳食适合于

  A. 咽喉及食管疾病引起的吞咽困难

  B. 多种疾病引起消化不良

  C. 肝胆疾病引起恶心

  D. 便秘

  E. 康复期患者

6. 腹部手术后患者适用于

  A. 普通饭   B. 软食

  C. 半流质   D. 流质

  E. 低脂肪膳食

7. 粥属于基本饮食中的

  A. 普通饭   B. 软食

  C. 半流质   D. 流质

  E. 冷流质

8. 下列哪项不符合半流质饮食原则

  A. 营养丰富, 易消化   B. 以软烂为主

  C. 膳食纤维含量少   D. 少食多餐

  E. 易于吞咽

9. 流质饮食适用于

  A. 高热患者   B. 3～4 岁的幼儿

  C. 术后恢复期患者   D. 孕妇

  E. 产妇

10. 无力咀嚼食物的患者适用于

  A. 经管营养   B. 软食

  C. 半流质   D. 流质

  E. 普通饭

11. 脂肪肝患者宜采用
    A. 低膳食纤维膳食　　　　　B. 低脂肪膳食
    C. 低嘌呤膳食　　　　　　　D. 低蛋白质膳食
    E. 高能量膳食

12. 限脂肪膳食应禁用
    A. 花生油　　　　　　　　　B. 猪油
    C. 米糠油　　　　　　　　　D. 豆油
    E. 椰子油

13. 肥胖者进行膳食治疗时,以下食物中必须严加限制的是
    A. 粗粮　　　　　　　　　　B. 豆制品
    C. 蔬菜　　　　　　　　　　D. 糖果
    E. 玉米油

14. 高膳食纤维膳食适合于
    A. 咽喉及食管疾病引起的吞咽困难
    B. 多种疾病引起消化不良
    C. 肝胆疾病引起恶心
    D. 便秘
    E. 产妇

15. 低膳食纤维膳食中,应避免选用
    A. 瘦肉　　　　　　　　　　B. 水果
    C. 蔬菜　　　　　　　　　　D. 牛奶
    E. 鸡蛋

16. 低膳食纤维膳食适用于
    A. 甲状腺功能亢进患者　　　B. 便秘患者
    C. 急性肾炎患者　　　　　　D. 伤寒患者
    E. 产妇

17. 应用高膳食纤维膳食的患者为
    A. 伤寒　　　　　　　　　　B. 腹泻
    C. 高脂血症　　　　　　　　D. 食管胃底静脉曲张
    E. 术后恢复期患者

18. 于某,女,28岁。产后一周出现便秘,应鼓励患者多进食
    A. 牛奶　　　　　　　　　　B. 鸡蛋
    C. 芹菜　　　　　　　　　　D. 河鱼
    E. 河蟹

19. 何种饮食对钠的控制最严格
    A. 低盐膳食　　　　　　　　B. 无盐膳食
    C. 低钠膳食　　　　　　　　D. 普通膳食
    E. 软食

20. 低盐膳食要求每日烹调用盐限制在
    A. 200~500mg　　　　　　　B. 500~800mg

C. 800～1000mg D. 1～2g

E. 2～4g

21. 低盐膳食忌用以下食物

A. 咸蛋 B. 瘦肉

C. 奶牛 D. 蔬菜

E. 水果

22. 高血压患者宜选用

A. 高蛋白膳食 B. 低膳食纤维膳食

C. 高能量膳食 D. 限钠膳食

E. 限脂肪膳食

23. 低盐膳食适应的疾病有

A. 肿瘤

B. 外科手术后

C. 心、肝、肾病引起的水肿

D. 胰胆疾病引起的脂肪吸收不良

E. 肝硬化

24. 低糖膳食适用于

A. 糖尿病患者 B. 营养不良者

C. 胃大部切除术后 D. 长期禁食者

E. 高血压患者

25. 低蛋白膳食就是指每日膳食中的蛋白质含量为

A. 占全天总能量的10% B. <60g

C. <50g D. <40g

E. <20g

26. 高蛋白膳食适用于

A. 咽喉及食管疾病引起的吞咽困难

B. 多种疾病引起消化不良

C. 肝胆疾病引起恶心

D. 烧伤、疾病恢复期

E. 腹泻

27. 下列不符合高蛋白膳食描述的是

A. 在基本饮食基础上增加蛋白质含量

B. 饮食中增加肉类等动物蛋白质

C. 蛋白质供给总量不超过150g/d

D. 可用于营养不良患者

E. 可用于创伤患者

28. 高蛋白膳食不适用于

A. 创伤患者

B. 营养不良患者

C. 急性肾炎患者

D. 甲亢患者

E. 烧伤患者

29. 禁用高蛋白膳食的患者是

A. 贫血患者 B. 营养不良患者

C. 肝昏迷患者 D. 大手术后患者

E. 肺结核患者

30. 适宜用低蛋白膳食的患者是

A. 烧伤患者 B. 肝昏迷患者

C. 贫血患者 D. 肺结核患者

E. 高热患者

第八章　疾病的营养治疗

营养是疾病治疗中不可缺少的组成部分。其目的是依据病人代谢变化与营养需求的不同，通过营养与膳食来调整代谢、提高机体对疾病的抵抗能力，防止并发症，促进病人早日康复。

第一节　心脑血管疾病的营养治疗

案例

　　患者，男，62岁。血脂和胆固醇升高10年，有冠心病病史4年。近日左侧胸部疼痛，心电图示有左心室前壁心肌梗死。

　　请问：1. 如何进行营养治疗？
　　　　　2. 采用的治疗饮食是什么？

心脑血管疾病就是心脏血管和脑血管疾病的统称。60岁以上老年人中40%～45%患有高血压的同时还患有高血糖或高血脂。心脑血管疾病是一种严重威胁人类特别是中老年人健康的常见病。心脑血管疾病具有"发病率高、死亡率高、致残率高、复发率高、并发症多"，"四高一多"的特点。常见的心脑血管疾病有高脂血症、高血压、冠心病等。

一、高脂血症的营养治疗

（一）概述

高血脂是很多心脑血管疾病，如冠心病、脑出血、脑梗死、高血压等疾病的重要危险因素。由于高血脂对身体的损害往往是隐匿性、渐进性和全身性的，早期没有什么特异的症状或不适。而一旦引起血黏稠度增高，血流缓慢，血液中过多的脂质沉积于血管壁，就会导致血管动脉粥样硬化的发生，无论发生在脑血管或是心脏血管其结果都是致命性的。因此，高血脂的病人必须通过各种方式来降低血脂，除了药物、戒除烟酒和多做运动外，饮食控制对高血脂的病人是最基本和效果最好的辅助治疗的措施。

（二）高脂血症营养治疗原则

饮食治疗是高脂血症治疗的基础，无论是否采取药物治疗，都必须进行饮食治疗。一般原则是"四低一高"，即低能量、低脂肪、低胆固醇、低糖、高纤维膳食。

1. 减少脂肪的摄入　特别是动物性脂肪，因这类食物中的饱和脂肪酸过多，能促进能量在体内的储存及促进胆固醇吸收，并有加速血液凝固作用，促进血栓形成。

多不饱和脂肪酸能够减少血小板的凝聚，降低血脂，保护神经系统。因此提倡多吃海鱼，以降低血脂，保护心血管系统。烹调时，应采用植物油为主，每日烹调油 10～15ml。

2. 限制胆固醇的摄入　胆固醇是人体必不可少的物质，但不能摄入过多，每日胆固醇的摄入量不超过 300mg，忌食含胆固醇高的食物，如动物内脏、蛋黄等。

3. 供给充足的蛋白质　蛋白质主要来源于奶类、蛋类、瘦肉类、鱼虾类及大豆、豆制品等食品，但植物蛋白质的摄入量要在 50% 以上。

4. 适当减少碳水化合物的摄入　过多的碳水化合物可以在体内转化为脂肪，因此，每餐应七、八分饱。同时应多吃粗粮，如小米、燕麦、豆类等食品。

5. 增加维生素、矿物质和膳食纤维的摄入　应多吃富含维生素 C、矿物质和膳食纤维较多的新鲜蔬菜和水果。常见的降脂食物有：酸牛奶、绿茶、大蒜、山楂、绿豆、洋葱、香菇、木耳、海带等食物。

（三）一日食谱举例

早餐：去脂牛奶 250ml，玉米面发糕（玉米面 100g），拌莴笋丝 150g（莴笋 150g）。

午餐：馒头或米饭 100g（面粉或大米 100g），炖豆腐（香菇 25g，豆腐 100g），炒茄丝（茄子 100g）。

晚餐：馒头或米饭（面粉或大米 100g），西红柿炒圆白菜（西红柿 50g，圆白菜 100g），清炖鸡块（鸡块 100g）。

全日烹调用油 10g。以上食谱含热能 1682kcal（7.03MJ）。

二、高血压的营养治疗

（一）概述

高血压病是以动脉血压增高为主的临床症候群，是老年人常见疾病之一。高血压病的临床表现，初期主要是头痛头晕、记忆力减退、失眠、健忘、心悸、乏力等症状，并在工作紧张或用脑过度时，症状加重；晚期病人可发生心、脑、肾和视网膜的小动脉硬化和痉挛，可产生组织病理改变。

高血压病的病因至今尚不完全清楚，一般认为与遗传、长期精神紧张、肥胖、食盐摄入过量、吸烟等因素有密切关系。相关营养素与高血压的关系：

1. 钠　钠在体内积蓄，导致血容量增加，还会增加血管对升压物质的敏感性，引起小动脉痉挛，外周血管阻力增高，增加了心血管的负荷；因需要排出过量的钠和水，肾脏负荷也增加。

2. 钾　钾能阻止过高食盐引起的血压升高，增加钾摄入量有利于钠和水的排出。

3. 钙　钙的摄入与血压呈负相关，体内钙不足，使血管壁平滑肌细胞膜的通透性增加，细胞外的钙流入细胞内，促使平滑肌细胞收缩，阻力增加使血压升高。

流行病学调查资料证明，许多营养因素，如热能、镉、锌、脂肪、胆固醇、蛋白质、维生素及食物中某些其它成分，与高血压病的发病有关，并对高血压病的防治具有积极意义。因

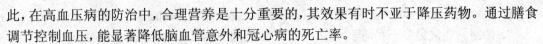

此,在高血压病的防治中,合理营养是十分重要的,其效果有时不亚于降压药物。通过膳食调节控制血压,能显著降低脑血管意外和冠心病的死亡率。

(二)高血压病营养治疗原则

1. 控制热能和体重 肥胖是高血压病的危险因素之一,而肥胖的主要原因是热量过剩。体内多余的热量可转化为脂肪贮存于皮下,从而导致肥胖。因此,控制热能摄入、保持理想体重是防治高血压的重要措施之一。

2. 限盐 流行病学调查证明,食盐摄入量与高血压病的发病呈正相关。故一般主张,凡有轻度高血压或有高血压病家族史者,其食盐摄入量最好控制在每日 5g 以下,对血压较高或合并心衰者摄盐量应更严格限制,每日用盐量以不超 2g 为宜。

3. 控制膳食脂肪 食物脂肪的热能比应控制在 25% 左右,最高不应超过 30%。脂肪的质量比其数量有更重要的意义。动物性脂肪含饱和脂肪酸高,可升高胆固醇,易导致血栓形成,使高血压脑卒中的发病率增加;而植物性油脂含不饱和脂肪酸较高,能延长血小板凝集时间,抑制血栓形成,降低血压,预防脑卒中。故食用油宜多选植物油,其它食物也宜选用低饱和脂肪酸、低胆固醇的食物,如蔬菜、水果、全谷食物、鱼、禽、瘦肉及低脂乳等。

4. 食用富含维生素 C 的食物 研究发现,在老年高血压病患者中,血液中维生素 C 含量最高者,其血压最低。据认为维生素 C 具有保护动脉血管内皮细胞免遭体内有害物质损害的作用。

5. 保证膳食中钙的摄入 据充足研究报告,每日膳食,钙摄入 800～1000mg,可防止血压升高。流行病学调查资料证明,每日平均摄入钙量 450～500mg 的人群比摄入钙量 1400～1500mg 的人群,患高血压病的危险性高出 2 倍。

(三)食谱举例

早餐:大米粥(大米 50g),蒸糕(面粉 40g、玉米面 10g、白糖 5g),腐乳 1 块,海米拌菠菜(海米 10g、菠菜 100g)。

加餐:水果 200g。

午餐:大米饭(大米 150g),肉丝炒芹菜(瘦猪肉 50g、芹菜 100g),海带豆腐汤(豆腐 200g、海带 50g)。

晚餐:小米粥(小米 50g),豆包(面粉 50g、赤小豆 20g、白糖 5g),清蒸带鱼(带鱼 100g),炒小白菜(小白菜 200g)。

全日烹调用油 20g。全日总热能大约 8400kJ(2000kcal)左右。

三、冠心病的营养治疗

(一)概述

冠状动脉粥样硬化性心脏病是指冠状动脉因粥样硬化发生狭窄、甚至堵塞或因伴随痉挛而致心肌缺血缺氧所引起的心脏病,简称冠心病,亦称缺血性心脏病。冠心病的危险因素:

1. 高脂血症 当血清总胆固醇、甘油三酯、低密度脂蛋白浓度过高时,容易诱发冠心病。

2. 高血压 高血压损伤动脉内皮引发动脉硬化,并加速硬化过程。

3. 吸烟 吸烟者冠心病的发病率及病死率比不吸烟者高 2～6 倍。

4. 糖尿病 糖尿病患者冠心病发病率较无糖尿病者高 2 倍,多伴有高脂血症,可加快动脉粥样硬化、血栓形成和引起动脉堵塞。

5. 肥胖 肥胖且伴有高血压或糖尿病者,动脉粥样硬化的发病率明显增高。

6. 年龄　多见于 40 岁以后,通常随着年龄增加发病率也增加。

7. 性别　通常男多于女,但女性在绝经期后发病率明显增加。

8. 饮食　经常摄入高热量、高动物脂肪、高胆固醇、糖、盐等食物,易患冠心病。

9. 遗传因素及其他　有高血压、冠心病及糖尿病家族史者,动脉粥样硬化的发生率明显增高。近年来发现饮食中缺少抗氧化剂、体内铁贮存过多和胰岛素抵抗、血管紧张素转换酶过度表达、微量元素铬、锰、锌、钒、硒摄入量不足,铅、镉、钴摄入量过多等亦是冠心病的易患因素。

(二)冠心病的营养治疗原则

1. 控制总热量　碳水化合物应占每日供给总能量的 60%～70%,少用蔗糖、果糖及纯糖制品。膳食热量的控制以维持理想体重为宜。

2. 限制脂肪　摄入量脂肪摄入量应占总热量的 25% 以下为宜。控制膳食中的饱和脂肪和胆固醇的摄入是防止血清胆固醇升高,预防冠心病发病率上升的重要措施。每天胆固醇摄入量应控制在 300mg 以下,多不饱和脂肪酸可降低血清胆固醇浓度和抑制血凝,防止动脉粥地样硬化的形成。

3. 膳食蛋白质的供给要适量　蛋白质的每日供给量应达总能量的 10%,要注意动物性蛋白质和植物性蛋白质的合理搭配。动物性蛋白质摄入时饱和脂肪酸和胆固醇摄入量也相应增加,故提倡减少动物性蛋白质的摄入量。大豆制品有降低血胆固醇和预防动脉粥样硬化的作用,提倡食用。

4. 控制钠盐的摄入　冠心病病人往往合并高血压,尤其是在并发心功能不全时,由于肾血管有效循环血量减少,肾小球滤过率下降,导致钠潴留、血容量增加、心脏负担加重。一般钠盐每天摄入 5g 以下,中度以上心功能不全病人每天钠盐摄入量应控制在 3g 以下。水的摄入量也应适当控制,特别是对心功能不全病人,每天水供应量应控制在 800ml 左右。

5. 供给充足的维生素和矿物质　新鲜绿叶、根茎类疏菜,富含维生素、矿物质和膳食纤维素,建议每天摄入量 400～500g。水果能量低、含丰富维生素 C 和大量的果胶,建议每天摄入量 100～200g。

6. 冠心病患者的饮食

(1) 宜食:饮食宜清淡,少食多餐,多食易消化的食物,要有足够的新鲜蔬菜和水果。宜食富含维生素 E、镁的食物,如麦坯油、玉米油、小米、大麦、豆类及肉类等食物。蛋白质摄入宜动物性、植物性蛋白质各半,或植物性蛋白可略多于动物性蛋白,并且要适当控制进食量。可少量饮啤酒、葡萄酒等低度酒,促进血脉流通,气血调和。

(2) 忌食:不宜食动物脂肪、含胆固醇较高的食物,如动物油、内脏、卵黄及鱿鱼、乌贼鱼等。不食用含盐量较高的食物,不宜用兴奋神经系统和促发血管痉挛的食物,如浓茶、咖啡、烈性酒、刺激性调味品(芥末、洋葱等)。

(三)冠心病食谱举例

早餐:牛奶(维生素 AD 鲜牛奶 250ml、白糖 5 克),火腿肠(火腿肠 50 克),炝拌小菜(胡萝卜 75g、芹菜 25g)。

加餐:水果 1 个(鸭梨 200g)。

午餐:红烧鱼(草鱼 100g),香菇油菜(香菇 50g、油菜 150g),馒头(标准粉 125g)。

晚餐:砂锅(豆腐 100g、瘦猪肉 50g、海米 10g、白菜 200g、粉丝 15g),米饭(大米 100g),全日烹调用油 30g,盐 6g。以上食谱含热能 2060kcal(8600kJ)。

第二节 糖尿病的营养治疗

 案例

> 李某，女，45岁。2型糖尿病病人，身高160cm，体重60kg，轻体力劳动，空腹血糖7.5mmol/L，血脂水平正常。
>
> 请问：1. 拟采用单纯饮食控制，请对该病人实施正确的膳食指导。
>
> 2. 糖尿病病人膳食控制的总原则是什么？

一、概述

糖尿病是一组由遗传和环境因素相互作用使胰岛素分泌绝对或相对不足，或外周组织对胰岛素不敏感而引起的以糖代谢紊乱为主的全身性疾病。其病因不完全清楚，一般认为与遗传因素、肥胖、高血压、高血脂、年龄、病毒感染以及自身免疫等因素有关。目前，糖尿病已经成为危害我国居民健康的主要慢性疾病之一。生活方式对糖尿病尤其是2型糖尿病的发病有很大的作用。

糖尿病的典型症状为"三多一少"，即多饮、多食、多尿和消瘦。

美国糖尿病协会（ADA）1997年建议将糖尿病分为4种类型：1型糖尿病、2型糖尿病、特异性糖尿病和妊娠糖尿病。以1型和2型糖尿病较为多见。

二、糖尿病的营养治疗原则

糖尿病的综合治疗包括饮食、药物和运动三大疗法，其中饮食治疗是基础，无论药物治疗还是运动疗法，均需要在饮食控制的前提下实施。若没有良好的饮食配合，其他疗法难以显现其效果。尤其对于2型糖尿病易感人群，建立健康的生活方式，注意饮食控制，可以延缓或不发生糖尿病。轻症患者依靠饮食即可控制病情。

（一）合理控制总能量

糖尿病饮食治疗的核心问题是能量平衡。根据病情、年龄、性别、身高、体重、劳动强度、活动量大小，以及有无并发症确定能量供给量，原则上以维持或略低于标准体重为宜。

标准体重（kg）= 身高（cm）-105。标准体重为正常体重±10%；>标准体重10%为超重；>标准体重20%为肥胖。

（二）合理控制碳水化合物的摄入

这是控制糖尿病的关键。每日摄入量应根据血糖、尿糖、用药情况和劳动状态加以调整，一般成年患者碳水化合物的每日摄入量应在200~350g。此外，细嚼慢咽、饭后平卧以延缓胃排空的时间、食物中含有一定量的膳食纤维等都有助于控制餐后血糖的急剧升高。

食物中碳水化合物种类不同，血糖升高的幅度也不同。食用分子量较小的碳水化合物如单糖与双糖后，血糖升高快而明显；而食用分子量较大的复合碳水化合物如马铃薯、山药等根茎类食物，血糖升高速度较慢。因此，应选用吸收较慢的多糖，限制单糖及双糖的摄入量。

（三）限制脂肪、胆固醇的摄入

糖尿病患者应限制膳食脂肪的摄入，脂肪供能占总能量20%~30%，其中饱和脂肪酸的比例不宜超过 10% 为宜。因此，烹饪时宜适量采用植物油，少用动物性脂肪。同时应避免进食动物内脏、鱼子、蛋黄等食物，减少胆固醇摄入。

（四）适当增加优质蛋白质

糖尿病患者常呈负氮平衡，要适当增加膳食蛋白质，建议蛋白质摄入量达总热能的 20% 或以上。成人按每日 1.0～1.5g/kg 摄入蛋白质，动物蛋白不低于蛋白质总量的 1/3，同时应补充一定量豆类蛋白。但在出现糖尿病肾病及肾功能损害时，应限制蛋白质摄入。具体根据肾功能损害程度而定，通常按每日 0.5～0.8g/kg 供给蛋白质，一般每日不超过 30～40g。

（五）合理补充维生素和矿物质

糖尿病患者代谢旺盛，一方面对维生素与矿物质的需要量增加，另一方面膳食限制导致来源减少，容易发生维生素和矿物质缺乏，应注意补充。但要适当限制钠盐摄入，以防止和减轻高血压、肾功能不全等并发症。

（六）增加膳食纤维的摄入

膳食纤维可以吸附并延缓碳水化合物在胃肠道内的消化吸收、抑制餐后血糖迅速升高，有降低血糖和改善糖耐量的作用。膳食纤维还具有降血脂、降血压、降胆固醇和促进肠蠕动、防止便秘等作用。建议每日膳食纤维适宜摄入量为 20～35g。

（七）限酒或禁酒

酒是纯热能食物，不含有其他营养素。糖尿病患者饮酒有可能引起低血糖，因此应避免空腹饮酒。长期饮酒会损害肝脏，易引起高甘油三酯血症，增加或提前发生糖尿病并发症，故少饮或禁酒为佳。

（八）合理分配餐次

糖尿病患者应结合饮食习惯、血糖、尿糖、药物反应等合理分配餐次。尽可能少食多餐，定时定量，防止饥饱不均，加重胰岛负担或出现低血糖反应及酮症酸中毒。对于使用降糖药后易出现低血糖症状的病人，可在三餐之间增添 2～3 次加餐，即从早、中、晚三餐中匀出一小部分主食留做加餐用。

（九）科学选择适宜糖尿病病人的食物

食物的多样化对糖尿病的控制也是非常重要的。但应注意以下两点：

1. 不宜食用的食物　有易于使血糖迅速升高的白糖、葡萄糖、糖制糕点等食物；易使血脂升高和富含胆固醇的食物；白酒类。

2. 适宜食用的食物　主要是可延缓血糖、血脂升高的食物，如大豆及其制品、粗杂粮等。

三、糖尿病病人食谱举例

 知识链接

血糖生成指数

血糖生成指数（GI）是表示某种食物升高血糖效应与标准食品（通常为葡萄糖）升高血糖效应之比，指的是人体食用一定食物后会引起多大的血糖反应。它通常反映了一个食物能够引起人体血糖升高多少的能力。

当血糖生成指数在 55 以下时，可认为该食物为低 GI 食物；在 55～70 之间时，该食物为中等 GI 食物；当血糖生成指数在 70 以上时，该食物为高 GI 食物。

本食谱为一体重为56kg,空腹血糖8.5mmol/L,尿糖阴性之女性糖尿病人所制,提供能量1700kcal,糖255g,脂肪38g,蛋白质85g。所选食物可按食物交换份等值交换,但要考虑到血糖生成指数,尽可能选择血糖生成指数在55以下的食物。

早餐:金银米饭(大米60g,玉米糁43g),虾皮拌豆腐(北豆腐100g,虾皮10g),猪肉炒芹菜(瘦猪肉80g,芹菜100g),牛奶200g。

中餐:全麦馒头130g,鸡蛋炒韭菜(鸡蛋60g,韭菜100g),粉皮拌黄瓜(粉皮50g,黄瓜80g)。

晚餐:荞麦面条130g,猪肉青椒卤(瘦猪肉20g,青椒100g),肉炒豆干(瘦猪肉20g,豆干30g),牛奶200g。

第三节　恶性肿瘤病人的营养治疗

 案例

某女,44岁。经活检证实为宫颈原位癌,行全子宫切除术。

请问:1. 术后营养膳食治疗原则是什么?

2. 术后早期多选用牛奶、豆浆等优质蛋白食物可以吗?

一、概述

恶性肿瘤是一种全身性疾病,它不但在局部浸润性生长,破坏正常组织器官,而且在生长过程中可消耗机体大量的营养物质,加上癌组织产生的有毒物质影响机体活力,结果给患者带来了一系列的营养障碍和代谢紊乱,造成营养不良,导致消瘦、贫血甚至出现恶病质,使病人机体抵抗力逐渐降低,最后合并感染或导致重要脏器功能的衰竭而死亡。采用适当的饮食调治,可有效地减轻病情,缓解症状,增强体质,防止及延缓恶病质的发生,延长生存期。

二、恶性肿瘤病人的营养治疗原则

对肿瘤病人进行营养治疗的目的是满足病人的机体需要,改善其营养状况,增强免疫功能,提高病人对手术、放疗、化疗的耐受力。

1. 能量要适量　过多易引起病人肥胖过少易引起或加重营养不良,甚至导致恶病质。应视病人营养状况、活动量、性别、年龄而定,以能使病人保持理想体重为宜。在没有严重合并症的情况下,成人每日供给能量2000kcal即可。

2. 蛋白质供给量要充足　肿瘤病人有效摄入量减少与肿瘤高代谢使蛋白消耗增加,病人多伴有不同程度的蛋白质缺乏。手术、放化疗会对机体正常组织造成不同程度损伤,其修复需要大量蛋白质。此类病人的蛋白质供给量应占总能量的15%~20%,其中优质蛋白应占1/3以上。

3. 脂肪供给量应限制　流行病学调查结果显示,肠癌、胰腺癌、乳腺癌、前列腺癌、膀胱癌等多种恶性肿瘤的发生与高脂肪膳食有关,尤其是动物脂肪。因此,应限制癌症病人的脂肪摄入量,脂肪供给量占总能量的15%~20%比较合适。

4. 保证碳水化合物的摄入 供给足够的碳水化合物可以减少蛋白质的消耗,保证蛋白质的充分利用,改善病人的营养状况。如果胃肠道条件允许,还应增加膳食纤维的供给。碳水化合物的供热量应占总能量的 60%~65%。

5. 维生素和矿物质要充足 多种恶性肿瘤的发生都与机体某些维生素和矿物质缺乏密切相关。若膳食调整不能满足需要,可直接补充相应制剂。

6. 注意提供特殊营养食物 有些食物含有某些特殊物质,具有很强的防癌作用,如香菇、木耳、金针菇、灵芝、海参中含有的多糖类物质、人参中含有的蛋白质合成促进因子、大豆中的异黄酮、四季豆中的植物红细胞凝集素等,对乳腺癌、结肠癌等多种癌症均有明显的抑制作用。胡萝卜、菠菜、紫菜含有大量的胡萝卜素、维生素 C 等成分,经常食用可防癌、抑癌。大蒜其中的大蒜素和硒也具有抗癌作用,其含有的某些脂溶性挥发油,能激活巨噬细胞,提高机体免疫力。大枣含有大量的环磷酸腺苷及多种维生素,可改善机体免疫功能,是抗癌佳品。茶叶含有丰富的茶多酚、叶绿素及多种维生素,也有防癌、抗癌功能。

7. 其他 肝功能不全时应限制水、钠摄入;肾功能不全时应限制蛋白质摄入;接受放疗、化疗时饮食宜清淡。对于伴有严重消化吸收功能障碍者,可选用肠外营养,防止出现恶病质状态。

8. 忌(少)用食物 恶性肿瘤病人应忌(少)食动物脂肪、油炸食物、腌渍食物、烟熏食物、酸泡食物、罐头食品、辛辣刺激性调味品等。

三、恶性肿瘤病人食谱举例

恶性肿瘤病人参考食谱

早餐:粥(小米 50g),发糕(面粉 50g,玉米面 20g),芹菜拌腐竹 (芹菜 50g,腐竹 25g)。

加餐:银耳莲子羹 150ml(银耳 5g,莲子 10g,冰糖少许)。

午餐:米饭(大米 100g),红焖黄鱼(300g),肉片炒苦瓜(瘦猪肉 30g,苦瓜 200g)。

加餐:大枣花生水 150ml(大枣 10g,花生仁 10g,冰糖少许)。

晚餐:面条(面粉 150g),青椒炒茄子(青椒 50g,茄子 200g),肉丝炒萝卜丝(瘦猪肉 30g,红萝卜 150g)。

加餐:牛乳 200ml(白糖 15g)。

能量 9.6MJ(2290kcal) 脂肪 45.5g(18%) 蛋白质 128.8g(22%) 碳水化合物 341.4g(60%)

注:全日烹调用油 9g

第四节　胃肠道疾病的营养治疗

患者,男,40 岁。中上腹偏右周期性灼痛 5 年,疼痛反复发作,春秋季节加重,空腹时疼痛加剧,进食或服用制酸药物后缓解,并伴有烧心、嗳酸,食欲一般。

请问:1. 最可能诊断的是什么病?

　　　2. 应给与怎样的营养膳食指导?

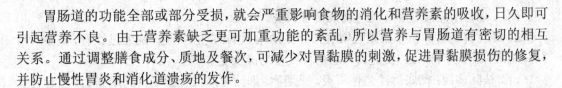

胃肠道的功能全部或部分受损，就会严重影响食物的消化和营养素的吸收，日久即可引起营养不良。由于营养素缺乏更可加重功能的紊乱，所以营养与胃肠道有密切的相互关系。通过调整膳食成分、质地及餐次，可减少对胃黏膜的刺激，促进胃黏膜损伤的修复，并防止慢性胃炎和消化道溃疡的发作。

一、胃炎的营养治疗

胃炎是指任何原因引起的胃黏膜炎症，常伴有上皮细胞的损伤与再生。按发病的缓急和病程长短，分为急性胃炎和慢性胃炎。

（一）急性胃炎

1. 概述　急性胃炎系由不同病因引起的胃黏膜急性炎症。病变严重者可累及黏膜下层与肌层，甚至深达浆膜层。营养治疗就是严格限制食物产生的机械性、化学性刺激对胃黏膜的作用，供给机体所需要的营养素，促进康复。

2. 急性胃炎营养治疗原则　应尽量减少对胃黏膜的刺激，清淡饮食，少食多餐，补充机体所需营养素，促进康复。

（1）消除病因，解除致病因素对胃黏膜的刺激。

（2）剧烈呕吐及腹痛者应暂禁食，对症治疗，卧床休息。为了保证胃休息及恢复，通常要禁食24～48小时或更长。

（3）大量饮水，因呕吐腹泻、失水量较多，宜饮糖盐水，补充水和钠，并有利于毒素排泄；若有失水、酸中毒，应通过静脉补充葡萄糖盐水及碳酸氢钠溶液。

（4）病情缓解后，可先给予米汤、藕粉、去核去皮红枣汤、薄面汤等流食，并以咸的食物为主，目的为补液，并使胃得到适当休息。

（5）待症状缓解后可逐步增加牛奶、蛋羹、蛋汤等，以保护胃黏膜；但若伴有肠炎，出现腹泻、腹胀等症状，应尽量少用产气及含脂肪多的食物，如牛奶、豆奶、蔗糖等。

（6）少量多餐，每天5～7餐，每餐宜少于300ml，以减轻胃的负担。

（7）禁忌烟酒，以减少对食管及胃黏膜的刺激。

（8）病情逐渐好转后，可用低脂少渣半流质或软食，痊愈后，逐渐转为普通膳食。

3. 食谱举例（急性胃炎缓解后的食谱）

早餐：大米粥（米50g），蒸嫩蛋羹（鸡蛋1个），烤面包（1片）。

加餐：脱脂牛奶200ml。

午餐：肉末碎冬瓜烂面（肉末50g，冬瓜50g，面条100g），番茄烩土豆（番茄50g，土豆100g）。

加餐：烤苹果150g。

晚餐：蘑菇末鸡肉末粥（蘑菇末50g，鸡肉末50g，大米50g），烩丝瓜（丝瓜100g）。

加餐：脱脂牛奶冲藕粉（牛奶200ml，藕粉25g）。

全天：植物油10g，盐2g，能量4.6MJ（1100kcal），蛋白质55g，脂肪35g，碳水化合物145g。

（二）慢性胃炎

1. 概述　慢性胃炎是由于各种刺激因素长期或反复作用所引起的慢性胃黏膜炎症。长期服用对胃有刺激性的药物（如水杨酸盐类）或长期食用对胃黏膜有损伤的食物（粗粮、烫食、咸食、浓茶等）及酗酒、吸烟等，进食时间无规律、咀嚼不充分，内分泌功能障碍（甲

六、甲低、垂体功能减退等），均可诱发慢性胃炎。

2. 慢性胃炎营养治疗原则 饮食治疗是防治该病的重要措施，应通过饮食，减少对胃黏膜刺激、调节胃酸分泌、促进胃黏膜修复及胃功能恢复。

（1）祛除病因：彻底治疗急性胃炎，戒烟酒，烟酒可降低食管下括约肌张力，引起胃食管反流，对治疗不利；避免对胃黏膜有损害作用的食物及药物；积极治疗口腔、鼻腔、咽喉部的慢性炎症等。

（2）提供平衡膳食：膳食中所供能量和各种营养素充足、均衡，能维持或促进机体健康，尤其萎缩性胃炎要注意维生素 C 和 B 族维生素的补充，尤其是维生素 B_{12} 和叶酸。

（3）宜选择清淡、少油腻、少刺激性、易消化的食物，少吃油腻食物（肥肉、奶油、煎炸食物等），禁食刺激性食物（辣椒、洋葱、大蒜、胡椒等）和生冷硬的食物。

（4）宜选择含蛋白质及富含多种维生素的食物，如动物肝、鸡蛋、瘦肉及新鲜瓜类蔬菜等。

（5）少量多餐，进食易消化半流质膳食或少渣软食。

（6）维持酸碱平衡：浅表性胃炎胃酸分泌过多时，进食呈酸性食品，如浓肉汤、浓鸡汤、大量蛋白质等，可多用牛乳、豆浆、肉泥、菜泥、面条、馄饨、涂黄油的烤面包或带碱的馒头干以中和胃酸。萎缩性胃炎胃酸少时，可多用浓缩肉汤、鸡汤、酸牛奶、带酸味的水果或果汁、带香味的调料品及适量的糖醋食物，以刺激胃液的分泌，帮助消化。

（7）并发肠炎时，避免食用引起胀气和含粗纤维较多的食物，如蔗糖、豆类和生硬的蔬菜和水果。

（8）合并贫血时，要注意补充氨基酸、单糖和维生素 C，因某些氨基酸、单糖和维生素 C 可以促进铁的吸收，也可给予注射用维生素 B_{12} 治疗。

3. 食谱举例

早餐：煮鸡蛋 1 个（鸡蛋 50 克），蛋糕 50 克，白粥 1 小碗（大米 50 克），酱豆腐（酱豆腐 20 克）。

加餐：牛奶（鲜牛奶 250 克）。

午餐：软烂饭 1 小碗（大米 100 克），蒸肉饼 1 小碗（猪瘦肉 50 克），烧细软萝卜（白萝卜 200 克）。

加餐：煮果子水 1 小碗（鲜橘汁 200 克），烤馒头干（面粉 50 克）。

晚餐：肉末碎青菜汤面 1 碗（肉末 50 克，菠菜 100 克，挂面 50 克），红烧鱼（鲤鱼 150 克），花卷（面粉 50 克）。

加餐：豆浆 250 克。

全日烹调用油 15 克，以上食谱含热能 2170 千卡（9070 千焦耳）。

二、消化性溃疡的营养治疗

（一）概述

消化性溃疡是指发生在胃和十二指肠球部的慢性溃疡，亦可发生在食管下端胃—空肠吻合口附近。溃疡的形成与胃酸及胃蛋白酶的消化作用有关，故称消化性溃疡。近年来认为，幽门杆菌亦是致病原因之一。本病多见于男性，发病年龄以青壮年多见。

临床主要表现为慢性上腹部疼痛，疼痛的特征为慢性、周期性、节律性和长期性特点。并发症有大出血、穿孔、幽门梗阻和癌变。大多是由于长期精神紧张、饮食无规律、饮烈性酒、进食刺激性食物造成胃液分泌紊乱和胃黏膜损伤所致。

患消化性溃疡的患者,食物的性质可影响胃痛的发作时间和程度,进食的量也与胃痛发作有关。相关营养因素如下:

1. 饮食　对胃分泌功能的影响某些食品及调味品具有刺激胃酸分泌的作用,如酒、咖啡、浓茶、酒精、黑胡椒、大蒜、丁香、辣椒、肉汤、蛋白胨、面包等,尤其对于十二指肠球部溃疡病人,能引起强烈的胃酸分泌。

2. 饮食对胃黏膜屏障的影响　食物和饮料可引起胃黏膜物理和化学性的损伤,如过分粗糙的食物、饮食过冷或过热、调味品及各种饮料等。目前认为,食物纤维有助于溃疡愈合,因为食物纤维在口腔中被充分咀嚼后可刺激唾液的分泌,可对胃黏膜起保护作用。还有人认为多渣食物有促进表皮生长因子或前列腺素释放增多的作用。此外,不规则进餐,也可破坏胃分泌的节律,削弱胃黏膜的屏障作用。

3. 吸烟和饮酒　对胃的影响吸烟可使胃酸和胃蛋白酶原分泌增多;可使幽门括约肌松弛,导致胆汁反流;使排空延缓;影响前列腺素合成,减少黏液量和黏膜血流量,从而降低黏膜的防御功能;酒精对胃黏膜有直接损伤作用,并能消耗体内大量的能量,从而引起胃黏膜的营养障碍,削弱胃黏膜的屏障作用。

(二)消化道溃疡的营养治疗原则

营养治疗是消化性溃疡重要的治疗措施,应通过规律饮食,合理营养,减轻对胃、十二指肠的刺激,促进溃疡愈合,预防复发,防治并发症。

1. 饮食定时定量,少量多餐　每天5~7餐,每餐量不宜多。少量多餐可中和胃酸,减少胃酸对溃疡面的刺激。同时又可供给营养,有利于溃疡面愈合,对急性消化性溃疡更为适宜。

2. 避免刺激　避免机械性和化学性刺激过强的食物,以免破坏黏膜屏障,如粗粮、芹菜、韭菜、雪菜、竹笋及干果类;以及咖啡、浓茶、烈酒、浓肉汤等。

饮食禁忌包括:

(1)易产酸食物:如地瓜、土豆、过甜点心及糖醋食品等;

(2)易产气食物:如生葱、生蒜、生萝卜、蒜苗、洋葱等;

(3)生冷食物:如大量冷饮、冷拌菜等;

(4)坚硬的食物:如腊肉、火腿、香肠、蚌肉等;

(5)强烈的调味品:如胡椒粉、咖喱粉、芥末、辣椒油等。

3. 食物选择　选择营养价值高、细软易消化食物,如牛奶、鸡蛋、豆浆、鱼、瘦肉等。补充足够能量、蛋白质和维生素。营养素比例,半流质期为碳水化合物55%,蛋白质15%,脂肪30%;流质期为碳水化合物60%,蛋白质20%,脂肪20%。

(1)足量蛋白质:每天1g/kg体重,促进溃疡修复;对有贫血者,应按1.5g/kg供给。蛋白质对胃酸起缓冲作用,可中和胃酸,但蛋白质在胃内消化又会促进胃酸分泌。应供给足够的蛋白质以维持机体需要。

(2)适量脂肪:无需严格限制;但要避免过高。一方面,脂肪有抑制胃酸分泌的作用,故无需严格限制,另一方面,脂肪能促进胆囊收缩素分泌而抑制胃蠕动,减慢胃排空,使食物在胃内滞留而引起胃酸分泌增加和腹胀。因此,脂肪应适量。宜选择易消化吸收的乳溶状脂肪(奶油、黄油、奶酪等),及适量的植物油。脂肪供给量为每天70~80克。

(3)多食用碳水化合物:对胃酸分泌无影响,可充分供给,以满足能量需要,每天300~

350g。选择易消化的食物,如稠粥、面条、馄饨等。蔗糖不宜过多,因可使胃酸分泌增加,且易胀气。

(4)足够维生素:选择富含 B 族维生素、维生素 A 和维生素 C 的食品。以帮助修复受损的胃黏膜和促进溃疡的愈合。

(5)矿物质:增加磷、钙、铁;限制钠。溃疡病人服用镁、铝制剂时,可影响磷的吸收。应提供富含磷的食物,同时每天至少提供 1g 的钙,以防骨质疏松。服用 H_2 受体阻滞剂时可减少铁的吸收,故还应提供富含铁的食物。食盐摄入应控制在 3～5g,因过多的钠会增加胃酸分泌。

4. 养成良好的烹调和饮食习惯 所吃食物必需切碎煮烂,可选用蒸、煮、氽、软烧、烩、焖等烹调方法,不宜用油炸煎、炸、爆炒、醋溜、冷拌等方法。

5. 其它 进食时应心情舒畅、细嚼慢咽以利于消化;照顾患者饮食习惯,配制可口饭菜;吃细软、食物纤维少的食物,同时注意预防便秘;睡前加餐,尤其是对十二指肠溃疡患者尤其适宜,可减少由于饥饿引起的疼痛,利于睡眠。

(三)食谱举例

溃疡病病情轻重不一,通常饮食治疗可按病情轻重不同分 4 个时期进行调配。

1. 消化性溃疡 I 期膳食

即流质饮食,适用于消化性溃疡急性发作时,或出血刚停止后的病人。食物宜选用易消化而无刺激性的食品,并注意甜咸相间。每日 6～7 餐,每天 2 次牛奶,或以豆浆代替;以蛋白质和糖类为主。可选用牛奶、豆浆、米汤、水蒸蛋、蛋花汤、藕粉、豆腐脑等。参考食谱如下:

第 1 餐:蛋花粉汤(富强粉 15g、鸡蛋 50g、豆油 5g、盐 1g)。
第 2 餐:卤嫩豆腐脑(嫩豆腐 300g、豆油 6g、盐 1g)。
第 3 餐:蛋花米汤(糊米粉 15g、鸡蛋 50g、盐 1g)。
第 4 餐:牛奶 250g,白糖 15g。
第 5 餐:青菜汁米粉(米粉 15g、青菜汁 200g、盐 1g)。
第 6 餐:蒸鸡蛋羹(鸡蛋 40g、盐 1g)。
第 7 餐:牛奶 250g,白糖 15g。

总能量 4.30MJ(1028kcal),碳水化合物 101.3g,蛋白质 49.9g,脂肪 46.9g,动物蛋白 32.9g(65.9%),食物纤维 2.5g。

2. 消化性溃疡 II 期膳食

即少渣半流质饮食,适用于无消化道出血,疼痛较轻,自觉症状缓解,食欲尚可者。食物选择仍应为极细软、易消化的食物,如鸡蛋粥、肉泥烂面片等,每天 6～7 餐,每餐主食 50g。加餐可用牛奶、蛋花汤等。注意适当增加营养,以促进溃疡愈合。禁食碎菜及含渣较多的食物。参考食谱如下:

第 1 餐:肉糜烂面(富强粉 50g、瘦猪肉 35g、盐 1g)。
第 2 餐:牛奶鸡蛋羹(牛奶 250g、鸡蛋 40g、白糖 20g)。
第 3 餐:肉糜挂面(挂面 60g、瘦猪肉 35g、豆油 6g、盐 1g)。
第 4 餐:鸡茸汤泡饼干(鸡肉 30g、麦淀粉 6g、苏打饼干 15g、盐 1g)。
第 5 餐:粳米粥蒸鱼羹(粳米 60g、带鱼 50g、盐 1g)。
第 6 餐:鸡蛋羹(鸡蛋 50g、盐 1g)。

第7餐：牛奶泡饼干（牛奶250g、白糖20g、苏打饼干15g）。

总能量6.69MJ（1576kcal），碳水化合物220g（57%），蛋白质76g（17%），脂肪44g，动物蛋白55g（77%），食物纤维0.8g。

3. 消化性溃疡Ⅲ期膳食

即半流质饮食，适用于病情稳定，自觉症状明显减轻或基本消失者。可食粥、面条、面片、小馄饨、小笼包、清蒸鱼、软烧鱼、氽肉丸等。每天6餐，每餐主食不超过100g，避免过饱、防止腹胀，仍禁食含粗纤维多的蔬菜、避免过咸等。参考食谱如下：

第1餐：粳米粥馒头1个，肉松（粳米75g、面粉70g、肉松15g）。

第2餐：豆腐脑260g，咸饼干12g，豆油6g。

第3餐：粳米粥馒头1个，青菜羹清蒸鱼（粳米50g、面粉70g、青菜60g、青鱼95g、豆油11g、盐3g）。

第4餐：牛奶250g，白糖20g。

第5餐：煮挂面（挂面110g、瘦猪肉75g、青菜100g、盐2g）。

第6餐：牛奶250g，白糖20g，蛋糕75g。

总能量8.56MJ（2048kcal），碳水化合物294g（57.5%），蛋白质95.5g（18.6%），脂肪54.4g，动物蛋白55.1g（57.7%），食物纤维4.2g。

4. 消化性溃疡的Ⅳ期膳食

即胃病5次饭，适用于消化性溃疡病情稳定，进入恢复期的病人。主食可不加限制。仍禁食冷、粗纤维多的、油炸的和不易消化的食物。每日5餐，除了主餐外，加餐2次。参考食谱如下：

第1餐：粳米粥，馒头1个，蒸鸡蛋羹（粳米50g、面粉70g、鸡蛋50g、豆油5g、盐2g）。

第2餐：牛奶250g，白糖15g，苏打饼干15g。

第3餐：粳米粥，花菜烩猪肝，胡萝卜片红烧鱼片（粳米50g、花菜120g、猪肝75g、胡萝卜50g、青鱼75g、豆油10g、盐3g）。

第4餐：豆浆300g，白糖20g，蛋糕75g。

第5餐：软饭肉末，豆腐蒸鸡蛋羹（粳米100g、瘦猪肉60g、豆腐120g、鸡蛋50g、豆油10g、盐2g）。

总热能8.70MJ（2080kcal），碳水化合物298g（58.3%），蛋白质96g（17.4%），脂肪55.8g，动物蛋白55g（56.8%），豆类蛋白11g（12%），食物纤维7.6g。

5. 消化性溃疡并发症膳食

并发症主要包括大出血、幽门梗阻和穿孔。

（1）大出血：表现为呕血及黑便，若病人不伴恶心、呕吐和休克，均可给少量冷流质（牛奶、豆浆或稀藕粉），可中和胃酸，减少胃酸对溃疡的刺激。每日进餐6～7次，每次100～150ml，出血停止后改为消化性溃疡1期饮食。以后根据病情分期治疗。

（2）幽门梗阻：当食物通过幽门部受阻时，可发生恶心、呕吐、疼痛等症状。初期，胃潴留量少于250ml时只可进食清流质，如少量米汤、稀藕粉等，凡有渣及牛奶等易产气的流质均不可食用，每次限30～60ml，逐渐增加至150ml。待梗阻缓解后，按急性期膳食调配。对脂肪加以限制。梗阻严重者应予禁食。

（3）穿孔：急性和慢性穿孔的病人，均需禁食。

第五节 痛风的营养治疗

 案例

患者，男，56岁，重度肥胖，某公司董事长。以左第一脚踇趾关节红肿疼痛就诊，经检查确诊为痛风。该病人在一次商务洽谈会后引起急性关节炎发作，血压增高而来就诊。

请问：1. 该病人的营养治疗原则有哪些？
2. 这次发作的诱发原因有哪些？

一、概述

痛风是嘌呤代谢紊乱及尿酸排泄减少所引起的一种晶体性关节炎。其临床特点为高尿酸血症及尿酸盐结晶沉积所引起的急性特征性关节炎和慢性痛风石疾病。其首发症状常常为急性关节炎，起病急，患者常于夜间因指趾关节突然剧痛难忍而就医。痛风的特征性病变是形成痛风石，是由尿酸盐结晶沉积于结缔组织后刺激局部组织而形成的异物结节。常见于耳廓、关节内等处，且逐渐增大变硬，造成关节僵硬、强直、畸形、活动受限、功能丧失。尿酸盐还可沉积于肾脏引起肾脏损害甚至发生急、慢性肾衰竭，尿路中的尿酸盐多形成泥沙样结石，较大时可出现肾脏绞痛和血尿。

痛风的发病与年龄、性别、遗传、饮食、肥胖和饮酒等因素有关。

二、痛风的营养治疗原则

1. 限制嘌呤的摄入 人体尿酸来源有两个途径，外源性嘌呤占20%，主要来自富含嘌呤食物；内源性嘌呤占80%，是体内由核蛋白不断更新分解而来。更新途径为核蛋白—核酸—嘌呤—尿酸。高尿酸血症主要是内源性嘌呤代谢紊乱、尿酸排出减少与生成增多所致。虽然高嘌呤饮食不是痛风的直接原因，但可使细胞外液尿酸值迅速升高，诱发痛风发作，因此要限制嘌呤的摄入，减少尿酸的来源。

 知识链接

嘌呤食品的分类

一类是富含嘌呤食品（>100mg/100g）。主要有：动物内脏、沙丁鱼、凤尾鱼以及浓鸡汤、肉汤、啤酒等。

二类是多含嘌呤的食品（50～100mg/100g）。主要包括：大部分鱼类、贝类、肉食及禽类。

三类是较多含嘌呤食品（25～50mg/100g）。主要有：青鱼、鲱鱼、鲑鱼等，牛、羊、鸡肉类，虾、蟹及蔬菜中的芦笋、菜花、四季豆、菜豆、菠菜、蘑菇、花生等。

四类是少含或不含嘌呤的食品（<25mg/100g）。主要有：奶、蛋、米及面制品和大部分蔬菜均属此类。

2. 限制能量 食物中的嘌呤多与蛋白质共存,高蛋白饮食不但摄入嘌呤增多,而且可促进尿酸的形成;脂肪代谢中的酮体可抑制尿酸在肾脏的排泄;果糖可促进核酸分解增加尿酸的生成。三大产热营养素都与痛风关系密切,临床所见痛风患者常伴有肥胖和高脂血症,因此痛风患者应限制能量、减轻体重,体重最好能低于标准体重10%~15%。限制能量应循序渐进,以免体内脂肪过度分解,导致酮症抑制尿酸的排出,引起或加重痛风的急性发作。

3. 适度的蛋白质和脂肪供给 蛋白质供给要适量,标准体重者可0.8~1.0g/(kg.d),总量应限制在80g/d以内。可选用牛奶、干酪、鸡蛋等不含或含核蛋白较少的动物性蛋白质,尽量不用肉、禽、鱼类等含嘌呤较高的食物。如一定要用,数量应少,且应将肉、禽类先经煮沸弃汤,然后再用。脂肪摄入量宜控制在每日50g左右,并选用蒸、煮、焖、炖、拌、煲等用油少的烹调加工方法。

4. 注意供给B族维生素和维生素C B族维生素和维生素C可促使沉积在组织中的尿酸盐溶解,加速尿酸的排出,并且尿酸易溶解于碱性溶液中,多食用成碱性食物,使尿液偏碱性也是促进尿酸排泄有利因素。蔬菜、水果为成碱性食物,宜适当多吃一些。蔬菜每日可供给1000g左右,水果每日可食用4~5次。

5. 多饮水 每日液体摄入量宜在2000~3000ml以上,以增加尿量,促进尿酸排出。如有肾功能不全,液体摄入量应适当调整。

6. 禁用强烈香料及刺激性调味品 不宜食用辛辣调味品;少饮或禁酒为好,因为乙醇可使体内乳酸堆积,抑制尿酸排泄,诱发痛风发作。可适量选用咖啡、茶叶和可可,它们代谢过程中不产生尿酸盐,也不在痛风石里沉积。

三、痛风病人食谱举例

早餐:香米粥(香米50g),牛奶(鲜牛奶250g),馒头(面粉50g),拌黄瓜(黄瓜100g)。

午餐:软米饭或面条(大米或面粉100g),肉片炒萝卜(萝卜100g、木耳5g、水煮肉片75g),素炒卷心菜(卷心菜150g)。

晚餐:红枣大米粥(干红枣15g、大米500g),馒头或花卷(面粉50g),西葫芦炒鸡蛋(西葫芦150g、鸡蛋50g),醋溜土豆丝(土豆200g)。

全日烹调用油30g。以上食谱含热能1827kcal(7640kJ)。

第六节 肥胖症的营养治疗

某中年男性,实际体重是标准体重的145%。平时懒于运动,轻微活动后即感到胸闷、气促、头昏、乏力、异常疲劳。

请问:1. 考虑其所患的是肥胖症吗?

2. 其主要的治疗原则是什么?

一、概述

肥胖是指体内脂肪细胞的体积和(或)数目明显增加,在全身或局部组织中沉积,与其他组织失去正常比例的一种病理状态。一般将无明确原因而体重超出标准体重的 20% 以上作为判断肥胖的参考指标。

肥胖是多种原因引起的慢性代谢性疾病。引起肥胖的原因很多：遗传因素、社会因素、膳食因素、行为心理因素、疾病、药物等诸因素都可导致肥胖，但是不良的生活方式如高能量食物摄入增加和体力活动减少、进食过多过快、喜食油腻甜食等不健康饮食行为，以及婴儿人工喂养不当等是直接导致肥胖发生的因素。

1. 脂肪分布　按照脂肪在体内的分布不同，可将肥胖分为上身性肥胖和下身性肥胖。上身性肥胖是指脂肪主要堆积于腰腹部或深层组织中，体型特征为腹部膨大，即通常所说的"苹果型肥胖"；下身性肥胖是指脂肪主要分布于大腿、小腿和臀部的皮下，体型则更像梨，称之为"梨型肥胖"。许多研究证实了脂肪分布与健康危害之间的关系：苹果型肥胖者患糖尿病和心血管疾病的危险性增加，对健康的威胁更为明显；而梨型肥胖者相对于苹果型肥胖来说，升高血脂的危险性要小得多。因此，脂肪分布比超重本身对健康更有害。一般上身性肥胖常见于男性，下身性肥胖常见于女性。

2. 肥胖的危害　肥胖对健康的危害是多方面的。常见相关性疾病有：高血压病、2 型糖尿病、冠心病、脑卒中、乳腺癌、子宫内膜癌、卵巢癌、结肠直肠癌、胆囊癌、胰腺癌等。此外，睡眠呼吸暂停综合征、胆囊疾病、脂肪肝、痛风、生殖功能异常等也与肥胖关系密切。

肥胖对儿童身心健康的危害性更大，不仅肥胖儿童具有心血管疾病的潜在危险，而且生长激素与性激素、胰岛素等内分泌激素的代谢紊乱常使儿童的生长发育受到影响。大量研究证实，许多成人肥胖起始于儿童时期，学龄前肥胖儿童在成人期发生肥胖的危险度是非肥胖儿童的 20～26 倍，因此对于肥胖的防治应从儿童时期抓起。

二、肥胖症的营养治疗原则

预防肥胖首先要广泛宣传肥胖对健康的危害，指导居民合理膳食。肥胖的膳食治疗原则是控制能量摄入，达到能量的负平衡，促进脂肪分解。适当锻炼加上适度控制能量摄入，用平衡膳食满足机体对蛋白质和碳水化合物的需求，就会迫使机体逐步消耗贮存的脂肪来提供能量，达到减少体内脂肪的目的。为此，必须坚持长期严格按照膳食营养素参考摄入量进食，同时通过运动增加能量消耗，使体重持续、稳定地降低。需注意减轻体重的目的是减少脂肪含量，短期内体重改变的原因是多方面的，可能是体液量的变化、骨骼矿物质的变化、非脂肪组织如肌肉的变化等，有的可能根本与脂肪组织含量无关。目前常用控制肥胖的措施包括：

1. 限制总热能摄入量　在保证人体能从事正常活动的前提下，逐渐减少能量摄入量，低能量的减肥饮食计划一般女性为 1000～1200kcal/d，男性为 1200～1600kcal/d，最低不应低于 800kcal/d，否则会影响正常活动。体重不宜骤减，一般以每月减轻 0.5～1.0kg 为宜。

2. 严格限制脂肪摄入量　脂肪为高能量食物，治疗肥胖必须严格控制脂肪的摄入量，以脂肪占总能量的 10%、胆固醇供给量少于 300mg/d 比较理想。尤其需严格控制富含饱和脂肪酸的畜肉、蛋、全脂乳类等动物性食物，因为饱和脂肪酸易转化为体脂贮存起来。烹调用油控制在 10～20g/d，宜用植物油，以便提供脂溶性维生素和必需脂肪酸。烹调方法以蒸、煮、焖、炖、拌等少油加工方法为主。

3. 蛋白质供给量要满足需要　低能量膳食主要是控制脂肪与碳水化合物的摄入量，蛋白质供给量要充足，否则不利于健康。但过多的能量摄入无论来自哪种食物，都可引起肥

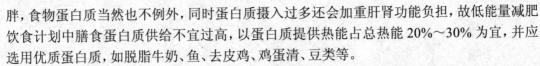

胖，食物蛋白质当然也不例外，同时蛋白质摄入过多还会加重肝肾功能负担，故低能量减肥饮食计划中膳食蛋白质供给不宜过高，以蛋白质提供热能占总热能 20%～30% 为宜，并应选用优质蛋白质，如脱脂牛奶、鱼、去皮鸡、鸡蛋清、豆类等。

4．调整碳水化合物的种类 欲健康减肥必须保证摄入足够的碳水化合物，以占全天总热能的 65% 左右为宜。碳水化合物应选择多糖食物为主，如粗杂粮细做，增加口感也便于坚持；限制单糖，少吃或不吃含白糖、蜜饯、甜点等精制糖含量较高的食物，因其吸收消化快，使机体的糖负荷增加。膳食纤维有一定的饱腹感，又能促进脂肪的排泄，每日摄入量应尽量达到 20～30g。

5．限制食盐和嘌呤 食盐能引起口渴和刺激食欲，并能增加体重，多食不利于肥胖的控制，故食盐以 3～6g/d 为宜。嘌呤可增进食欲和加重肝肾代谢负担，应限制食用肝、心、肾等含高嘌呤的动物内脏。

6．多食蔬菜 蔬菜中含有维生素、无机盐、膳食纤维和一些活性物质，能促进脂肪、糖类代谢，起到减肥的作用。低能量膳食会引起某些维生素和微量元素的缺乏，易使人疲劳、情绪低落和紧张不安。因此应针对性地多吃些蔬菜，既可以消除饥饿感，也可以减少能量的摄入，还保证了新陈代谢的正常进行。

7．改变不良饮食习惯 减肥者应合理安排一日三餐，每餐定时定量。早午晚三餐的能量分配以 30%：40%：30% 为宜。要粗细搭配、干稀搭配、荤素搭配，适量吃点鱼、肉、蛋，少吃或不吃肥肉。不要回避面食和谷类食品，可多吃些粗杂粮；食物要多样化，不要局限于吃某一种减肥食品；注意选择低热能食物如鲜菇、燕麦、荞麦、新鲜蔬菜、绿豆、山楂、食用藻类等。细嚼慢咽，使唾液充分与食物混合。要控制零食，不要在睡前进食，避免进食巧克力、各种甜点心、糖果、含糖饮料、膨化食品等；要纠正挑食、偏食、暴饮暴食的等不良饮食习惯。

三、肥胖症病人食谱举例

早餐：豆浆 400g，馒头（面粉 50g），拌黄瓜（黄瓜 50g）。

午餐：花卷（面粉 50g），玉米面粥（玉米面 25g），肉片青椒（瘦肉 25g、豆腐干 25g、青椒 50g），凉拌西红柿（西红柿 150g）。

晚餐：米饭（大米 75g），汆丸子（瘦猪肉 50g、冬瓜 100g），炒苋菜（苋菜 150g）。

全日烹调用油 25g。以上食谱含热能 1206kcal （5040kJ）。

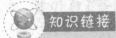

体育锻炼是减肥的最佳方法

体育锻炼可以增加能量消耗，加速脂肪消耗，控制由压力导致的进食异常，增加自信，乐观开朗，塑造匀称体型。

每天散步 1 小时就可以帮助减肥。运动量越大，热能消耗就越多，因此慢跑 1 小时减肥的效果就会更明显。在一定时间内，总的能量消耗以及从脂肪消耗的能量随着活动强度的增大而增大。

生活中养成一些简单易行的活动方式也有助于减少脂肪的累积：如走楼梯而不是乘电梯；排队的时候运动一下腹肌；坐着的时候随便动动；站起来的时候紧紧臀部……。每个活动的效果并不明显，但一年积累下来就会令人刮目相看。

<h1 style="text-align:center">第七节　骨质疏松症的营养治疗</h1>

 案例

　　患者，女性，75岁。3年前体检行骨密度检查提示骨量低，诊断为骨质疏松症，近期进行性加重。请问：

　　1. 怎样进行营养膳食指导？

　　2. 除了补充钙剂和膳食，还应该嘱咐病人哪些？

一、概述

　　骨质疏松症是以骨量减少和骨组织微观结构破坏为特征，导致骨的脆性增加和骨折危险性增高的全身性疾病。骨量减少是指骨矿物质和骨基质等比例减少，而成人软骨病和儿童佝偻病为钙盐不足骨矿化不良，基质并未减少。骨结构改变是因骨吸收和骨形成失衡所致的骨微观结构退化，表现为骨皮质变薄、骨小梁变细、变薄甚至断裂，骨的力学强度下降、脆性增加，易发生骨折。

　　骨质疏松症的发生与性别、年龄、种族、饮食习惯、运动等因素密切相关。女性的发病率远高于男性，可能是妇女闭经时体内雌激素水平大幅度降低，引起骨基质和骨矿物质大量流失导致的。60岁以上老人中至少有1/4的人患不同程度的骨质疏松症。此外，缺乏运动、营养不良、酗酒吸烟、某些药物、内分泌疾病、癌症等，都是导致骨质疏松症的危险因素。相反，喜爱运动的人、营养状态良好以及年轻时骨密度峰值水平较高的人抵御骨质疏松症的能力就强得多。

 知识链接

<h3 style="text-align:center">国际骨质疏松日</h3>

　　骨质疏松症是最为严重的退行性疾病之一，它悄无声息地来临，极少有人意识到自己的骨骼正在被骨质疏松症无情地啃噬着，直到出现明显症状甚至发生骨折才知晓。由此，骨质疏松症引起的并发症与死亡率都很高。世界卫生组织将每年的10月20日确定为"国际骨质疏松日"，意在引起人们广泛地关注，共同采取措施预防骨质疏松症。

　　骨质疏松可累及全身骨骼，以脊椎骨、髋部及腕部骨骼表现最为明显。主要症状是骨痛、易骨折，生长停滞或身高降低。疼痛是骨质疏松症最常见的症状，以腰背痛多见，随着骨质疏松加重，身长缩短、驼背。最常见和最严重的并发症是骨折，据我国统计，老年人骨折发生率为6.3%～24.4%，尤以高龄（80岁以上）老年女性为甚。

二、骨质疏松症的营养治疗原则

　　1. 摄入足量的钙　青春期骨形成大于吸收时，骨质增长最快，大约形成人体骨峰值的45%～51%，此期是决定骨质疏松症发生的第一个关键时期。机体不断地吸收并使钙沉积下来,提高骨密度的峰值。大约在 26 岁以后,骨密度不再有明显增加,骨形成与骨吸收处于平衡状态。40 岁以后,不管钙的摄入量如何,骨吸收逐渐大于骨形成,骨质丢失,骨密度开始下降。但是,膳食中含钙量较高,可在一定程度上延缓骨密度下降。因此年轻时摄取足量的钙能够提高骨密度峰值。影响骨质疏松症发生的另一个关键时期是在 50 岁左右即更年期前后,女性闭经后,随着雌激素分泌减少,骨质迅速流失大约要持续 10 年左右,然后逐渐与男性同速流失至终身。膳食中摄取足量的钙有助于将骨质流失的速度降到最低水平。

成年人每日应从饮食中供给 800mg 钙,更年期后的妇女和老年人,每日摄入的钙应更高,以 1000~1500mg 为宜。含钙、磷高的食物,如鱼、虾、虾皮、海带、牛奶、乳制品、骨头汤、鸡蛋、豆类、杂粮、芝麻、瓜子、绿叶蔬菜等。

2. 注意其他矿物质与钙的平衡 尤其是磷、镁、锌。磷是构成骨骼中矿物质不可缺少的成分,磷在食物中含量非常丰富,极少因为摄入不足而引起缺乏。相反,高磷摄入可使血磷增高,从而抑制 1, 25-$(OH)_2D_3$ 生成,导致钙吸收减少。体内镁和钙一样大部分存在于骨骼组织中,是骨细胞结构的必需元素。体内镁缺乏可直接影响骨的生长,尤其绝经后镁从骨中丢失,也可导致骨质疏松。氟是构成人体牙齿和骨骼的重要微量元素之一。适量摄入氟有利于钙、磷在骨中沉积,增加骨的强度。

3. 充足的维生素 维生素 D_3 在体内经过肝肾羟化后,转变为具有生理活性的 1, 25-$(OH)_2D_3$,促进小肠黏膜细胞对钙和磷的吸收,有利于骨的钙化与更新,维持血钙平衡。适当晒太阳,有助于补充维生素 D。维生素 D 含量丰富的食物有沙丁鱼、鲑鱼、青鱼、动物肝、鱼肝油、干酪、奶油、蛋黄、乳类等。维生素 C 缺乏时骨胶原合成障碍,牙齿釉质及骨骼发育不良。维生素 A 参与骨有机质胶原和黏多糖的合成,有助于骨骼钙化。膳食中应通过新鲜的蔬菜、水果,保证足够的维生素与矿物质的摄入,少用含碳酸、咖啡因和酒精的饮料,它们可引起维生素 D 的缺乏、造成钙的流失、阻碍骨质形成,促进骨质疏松症的发生。

4. 适量的蛋白质 蛋白质与骨质疏松症发生有密切关系。蛋白质丰富的膳食可明显增加钙的吸收和钙的储存,摄入充足的蛋白质对防止和延缓骨质疏松是有益的。优质蛋白质如蛋类、奶类含有数量充足种类齐全的人体必需的基酸,蛋类中的白蛋白、奶中的乳白蛋白、骨头中以及核桃中的白蛋白,都含有胶原蛋白和弹性蛋白,是构成骨基质的物质,也是连接骨骼的重要成分,所以强调中老年人应经常食用富含蛋白质的食物。但蛋白质的摄入量也不可过高,成人每代谢 1g 蛋白质,尿钙就丢失 1mg,因而高蛋白膳食提高了机体对钙的需要。一般蛋白质的摄入量以 1g/kg/d 为宜。占总能量的 15%。

5. 其他 避免不良习惯,吸烟、饮酒、浓咖啡都不利于提高骨峰值,在更年期更会增加骨矿丢失;经常晒太阳,多参加户外活动;选择适宜的运动项目,防运动损伤;加强社区预防骨质疏松的宣传教育,特别是重点人群。

三、骨质疏松症病人食谱举例

早餐:牛奶(鲜牛奶 250g、白糖 10g),芝麻酱花卷(芝麻酱 15g、面粉 50g),煮鸡蛋 1 个(鸡蛋 50g)。

午餐:米饭或馒头(大米或面粉 100g),虾皮烧豆腐(虾皮 20g、豆腐 100g),炒油菜(油菜 250g)。

晚餐:小米粥(小米 50g),馒头(面粉 75g),肉丝白菜(肉丝 50g、黑木耳 5g、白菜

100g),菜花胡萝卜(菜花100g、胡萝卜50g)。

加餐:牛奶(鲜牛奶250g、白糖10g)。

 小结

本章主要介绍了临床常见疾病的营养治疗,主要包括循环系统、消化系统、代谢性疾病、外科疾病、营养疾病的营养治疗。循环系统主要介绍了高血压病、高血脂症与冠心病的营养治疗;消化系统主要介绍了胃炎、消化性溃疡等疾病的营养治疗;代谢性疾病主要介绍了糖尿病、痛风的营养治疗;外科疾病主要介绍了恶性肿瘤的营养治疗;营养疾病主要介绍了肥胖症、骨质疏松症的营养治疗。这些疾病的发病、预防、治疗和康复与营养因素密切相关。每节内容重点是各种疾病的营养治疗原则,应根据不同病种对病人进行营养知识教育,指导病人正确选择食物。

(徐亚茹)

目标测试

单选题

1. 低嘌呤饮食主要应用于
   A. 肾功能衰竭 　　　　　　　　B. 肝功能衰竭
   C. 痛风 　　　　　　　　　　　D. 胆结石
   E. 风湿性关节炎

2. 糖尿病最基本的治疗措施是
   A. 药物治疗 　　　　　　　　　B. 理疗
   C. 化疗 　　　　　　　　　　　D. 放疗
   E. 营养治疗

3. 痛风病人需严格限制的食物是
   A. 精白面、大米 　　　　　　　B. 西瓜、苹果
   C. 牛奶、鸡蛋 　　　　　　　　D. 猪肝、浓肉汤
   E. 花生、核桃

4. 通过对糖尿病病人的饮食控制和调节以达到
   A. 控制血糖 　　　　　　　　　B. 控制血压
   C. 控制并发症 　　　　　　　　D. 营养均衡
   E. 减轻体重

5. 慢性胃炎的治疗饮食种类是
   A. 流质 　　　　　　　　　　　B. 半流质
   C. 普食 　　　　　　　　　　　D. 少渣软饭
   E. 清流质

6. 肥胖症治疗的基本原理是
   A. 长期地控制能量的摄入 　　　B. 增加能量消耗
   C. 药物治疗+运动疗法 　　　　D. 长期地控制能量的摄入和增加能量消耗

E. 间断饥饿疗法

7. 高脂血症采用治疗饮食时,以下哪组食物不可以选用

  A. 粳米、蛋黄、猪肝   B. 标准粉、豆浆、胡萝卜

  C. 青菜、黄瓜、瘦猪肉   D. 荞麦、芹菜、鱼类

  E. 牛肉、标准粉、海带

8. 女,63岁,肥胖,患痛风5年。现用饥饿疗法减体重引发急性痛风性关节炎发作,其原因是

  A. 低血糖   B. 蛋白质大量分解

  C. 能量不足   D. 乳酸、酮体积聚

  E. 维生素、微量元素缺乏

9. 对冠心病发病影响最大的营养素是

  A. 蛋白质   B. 脂肪

  C. 碳水化合物   D. 微量元素

  E. 维生素

10. 痛风病人减少蛋白质摄入量的治疗作用是

  A. 减少外源性尿酸增多   B. 减轻肾脏负担

  C. 减轻急性期症状   D. 减轻关节炎症状

  E. 减少能量摄入

11. 骨质疏松症营养治疗的首选措施是

  A. 膳食补钙   B. 补充钙剂

  C. 补磷   D. 补充维生素D

  E. 补充维生素C

12. 下列哪项不是急性胃炎的禁用食物

  A. 过烫食物   B. 粗糙食物

  C. 少渣食物   D. 浓咖啡

  E. 过冷食物

13. 下列哪项不是消化性溃疡的营养治疗原则

  A. 少量多餐

  B. 细嚼慢咽

  C. 营养全面合理

  D. 避免刺激性过强、含纤维多、扩张胃肠食品

  E. 过酸、过甜、过咸食品均可用

14. 下列哪项不是脂肪肝的膳食要求

  A. 高能量   B. 高蛋白

  C. 低脂肪   D. 低碳水化合物

  E. 增加膳食纤维

15. 下列哪项不是冠心病的膳食要求

  A. 控制总能量   B. 控制脂肪

  C. 控制蛋白质   D. 适量碳水化合物

  E. 增加膳食纤维

16. 高血压的饮食要求是首先控制
    A. 钾盐
    B. 钠盐
    C. 镁盐
    D. 钙盐
    E. 锌

17. 糖尿病病人营养治疗最根本的原则是
    A. 食物多样化
    B. 合理控制能量摄入
    C. 控制碳水化合物摄入
    D. 控制脂肪和胆固醇摄入
    E. 选用优质蛋白质

18. 治疗营养性肥胖的首选疗法是
    A. 控制饮食
    B. 手术疗法
    C. 控制饮食+运动疗法
    D. 药物治疗
    E. 运动疗法

19. 冠心病病人的饮食应注意
    A. 多食蛋类
    B. 多食牛肉
    C. 多食鱼类
    D. 少食禽肉
    E. 多食猪肉

20. 王女士,55岁。高血压轻度,膳食不应
    A. 限制食盐、适当补钾
    B. 限制热量
    C. 限制钙的摄入
    D. 限制精制糖的摄入
    E. 限酒

21. 老王患了胃溃疡,因治疗不及时导致胃出血,宜采取的饮食是
    A. 少量冷流质
    B. 大量半流质
    C. 少量半流质
    D. 大量流质
    E. 以上都不是

22. 老王,55岁。痛风急性发作,饮食中应增加
    A. 碳水化合物+水
    B. 水和蔬菜
    C. 蛋白质和水
    D. 茶水
    E. 以上均是

23. 某男,42岁。体形肥胖,体检提示有血脂异常、脂肪肝,以下无降低血清胆固醇作用的营养素为
    A. 膳食纤维
    B. 饱和脂肪酸
    C. 维生素C
    D. 果胶
    E. 钙

24. 含胆固醇量多的食物有
    A. 水果
    B. 蔬菜
    C. 动物内脏
    D. 玉米
    E. 野菜

25. 钙缺乏可导致
    A. 成人骨质疏松症
    B. 大骨节病
    C. 甲状腺功能亢进
    D. 呆小病

E. 智力发育迟缓

26. 肥胖病的相关因素有
    A. 遗传因素　　　　　　　B. 体力活动因素
    C. 内分泌因素　　　　　　D. 膳食因素
    E. 以上都是

27. 肥胖症患者应严格地限制
    A. 蔗糖　　　　　　　　　B. 动物内脏
    C. 动物油脂　　　　　　　D. 酒精
    E. 以上全对

28. 痛风病人长期控制嘌呤摄入量的作用是
    A. 减少外源性尿酸形成　　B. 预防痛风发作
    C. 减轻尿酸盐沉积　　　　D. 促进尿酸排泄
    E. 以上全对

实　训

实训一　食物蛋白质测定

【实训目的】

1. 会测定牛奶、奶粉中蛋白质含量。

2. 会使用蛋白质快速测定仪。

【实训准备】

1. 材料与试剂　牛奶、奶粉、蒸馏水、蛋白质试剂。

2. 器械　GDYN-200S 蛋白质快速检测仪,高速离心机,分析天平。

3. 知识　食物蛋白质营养价值评价相关知识。

【实训学时】　2 学时。

【实训方法与结果】

（一）实验方法

1. 样品前处理

（1）蛋白质试剂　将蛋白质试剂全部转移至 2L 蛋白质试剂分取器,用蒸馏水稀释至 2L,备用。

（2）牛奶　准确称取 1.000g 牛奶于塑料样品杯中,注入 40ml 蛋白质试剂,搅拌 1min,以 12 000r/min 离心 3min,上清液为待测溶液。

（3）奶粉准确称取 10.000g 奶粉于塑料样品杯中,加入 90ml 蒸馏水,搅拌 3min,此溶液为奶粉稀释液。称取 1.000g 奶粉稀释液于塑料样品杯中,注入 40mL 蛋白质试剂,搅拌 1min,以 12 000r/min 离心 3min,上清液为待测溶液。

2. 测量　以蒸馏水为空白,通过 GDYN-200S 蛋白质快速检测仪检测蛋白质试剂反应前后吸光度,根据仪器内置数据处理系统计算样品中蛋白质的含量。

（二）实验结果

1. 结果

仪器内置数据处理系统自动计算样品中蛋白质的含量。牛乳蛋白质含量一般为 3.0% 左右;全脂牛奶粉蛋白质含量一般为 20.1% 左右。

2. 测量范围

（1）测定下限: 0.5%(牛奶);10%(奶粉)。

（2）测定范围: 0.5%～4.0%(牛奶);10%～40%(奶粉)。

（三）注意事项

该实验一个样本检测需要 5～10min,测定牛奶或奶粉中蛋白质氮,真实反映了样品中

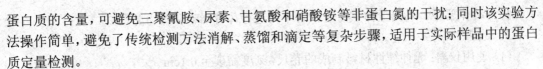

蛋白质的含量,可避免三聚氰胺、尿素、甘氨酸和硝酸铵等非蛋白氮的干扰;同时该实验方法操作简单,避免了传统检测方法消解、蒸馏和滴定等复杂步骤,适用于实际样品中的蛋白质定量检测。

【实训评价】

1. 实验过程评价。

2. 待测牛奶、奶粉中蛋白质含量评价。

（王庆生）

实训二　体 格 测 量

【实训目的】　学会体格测量的方法,并懂得利用测量结果评价个体的营养和发育状况。

【实训准备】　身高坐高计、杠杆秤、无伸缩性材料制成的卷尺、皮褶计。

【实训学时】　2 学时

【实训方法与结果】

（一）实训方法

测量身高、体重、腰围、臀围、胸围、皮褶厚度。

1. 身高

(1) 使用器材:身高坐高计。注意使用前应校对零点,误差不得大于 0.1cm。同时应检查立柱是否垂直,连接处是否紧密,有无晃动。

(2) 测试方法:①上肢自然下垂,足跟并拢,足尖分开成 60°,足跟、骶骨部及两肩间区与立柱相接触,躯干自然挺直,头部正直,耳屏上缘与眼眶下缘呈水平位。②测试人员站在受试者右侧,将水平压板轻轻沿立柱下滑,轻压于受试者头顶。测试人员读数时双眼应与压板平面等高进行读数,以厘米（cm）为单位,精确到小数点后一位（0.1cm）。

(3) 注意事项:①身高坐高计应选择平坦靠墙的地方放置,立柱的刻度尺应面向光源。②测试人员测试前检查身高坐高计,进行校正。③测试人员读数时两眼与压板等高,两眼高于压板时要下蹲,低于压板时应垫高。④水平压板与头部接触时,松紧要适度,头发蓬松者要压实,头顶的发辫、发结要放开,饰物要取下。⑤读数完毕,立即将水平压板轻轻推向安全高度,以防碰伤。

2. 体重

(1) 使用仪器:杠杆秤。注意使用前需检验其准确度和灵敏度。准确度要求误差不超过 0.1%。其检验方法是:以备用的 10kg、20kg、30kg 标准砝码（或用等重标定重物代替）,分别进行称量,检查指示读数与标准砝码误差是否在允许范围。灵敏度检验方法是:置 100g 重砝码观察刻度尺抬高了 3mm 或游标向远移动 0.1kg 而刻度尺维持水平位时则达到要求。

(2) 测试方法:①测试时,杠杆秤应放在平坦地面上,调整零点至刻度尺呈水平位。②受试者身着短裤短袖衫,站立秤台中央。测试人员放置适当砝码并移动游码至刻度尺平衡。读数以 kg 为单位,精确到小数点后一位。测试误差不超过 0.1kg。

(3) 注意事项:①使用时,要观察杠杆秤是否有螺丝松动,并及时拧紧。②使用前需校正杠杆秤。测试人员每次读数前都应校对砝码重量避免差错。③受试者站在秤台中央,上、下杠杆秤动作要轻。④测量体重前受试者不得进行体育活动和体力劳动。

3. 腰围

(1) 使用仪器：无伸缩性材料制成的卷尺，刻度需读至0.1cm。

(2) 测量方法：①被测者自然站立，平视前方。②要两名测试员配合。测试员甲选肋下缘最底部与髂前上嵴最高点连线中点，以此中点将卷尺水平围绕腰一周，在被测者呼气末，吸气未开始时读数。测试员乙要充分协助，观察卷尺围绕腰的水平面是否与身体垂直，并记录读数。

(3) 注意事项：①注意被测者勿用力挺胸或收腹，要保持自然呼吸状态。②测量误差不超过1cm。

4. 臀围

(1) 使用仪器：无伸缩性材料制成的卷尺，刻度需读至0.1cm。

(2) 测量方法：①被测者自然站立，臀部放松，平视前方。②要两名测试员配合，测试员甲将卷尺置于臀部向后最突出部位，以水平围绕臀部一周测量。测试员乙要充分协助，观察卷尺围绕臀部的水平面是否与身体垂直，并记录读数。

(3) 注意事项：①注意被测者要放松两臀，保持自然呼吸状态。②测量误差不超过1cm。

5. 胸围

(1) 使用器材：无伸缩性材料制成的卷尺。刻度需读至0.1cm。

(2) 测试方法：①受试者自然站立，两脚分开与肩同宽，双肩放松，两上肢自然下垂，平静呼吸。②两名测试人员分别立于受试者面前与背后共同进行胸围测量。将带尺上缘经背部肩胛下角下缘向胸前围绕一周。男生及未发育女生，带尺下缘在胸前沿乳头上缘；已发育女生，带尺在乳头上方与第四肋骨平齐。③带尺围绕胸部的松紧度应适宜，以对皮肤不产生明显压迫为度。④应在受试者吸气尚未开始时读取数值，带尺上与零点相交的数值即为胸围值。以厘米为单位，精确到小数点后一位。

(3) 注意事项：①两名测试人员应分工合作。站在受试者面前的测试人员甲进行测量，受试者背侧的测试人员乙协助找好背部测量标准点，并注意受试者姿势是否正确，有无低头、耸肩、挺胸、驼背等，及时予以纠正。②测试人员应严格掌握带尺的松紧度，并做到检测全过程的一致性，以求减小误差。测量误差不超过1cm。③肩胛下角如摸不清，可令受试者挺胸，摸清后受试者应恢复正确测量姿势。

6. 皮褶厚度

皮褶厚度是衡量个体营养状况和肥胖程度较好的指标。测定部位有上臂肱三头肌部、肩胛下角部、腹部、肱二头肌、髂嵴上部等。其中前3个部位最重要，可分别代表个体肢体、躯干、腰腹等部分的皮下脂肪堆积情况，对判断肥胖和营养不良有重要价值。

注意事项：①受试者自然站立，肌肉不要紧张，体重平均落在两腿上。②把皮肤与皮下组织一起夹提起来，但不能把肌肉提夹住。

使用仪器：皮褶计。

(1) 肱三头肌部皮褶厚度

测试方法：①受试者自然站立，被测部位充分裸露。②测试人员找到肩峰、尺骨鹰嘴（肘部骨性突起）部位，并用油笔标记出右臂后面从肩峰到尺骨鹰嘴连线中点处。③用左手拇指和食、中指将被测部位皮肤和皮下组织夹提起来。④在该皮褶提起点的下方用皮褶计测量其厚度，把右拇指松开皮褶计卡钳钳柄，使钳尖部充分夹住皮褶；在皮褶计指针快速回

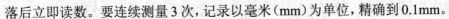

落后立即读数。要连续测量 3 次,记录以毫米(mm)为单位,精确到 0.1mm。

（2）肩胛下角皮褶厚度

测试方法:①受试者自然站立,被测部位充分裸露。②测试人员用油笔标出右肩胛下角位置。③在右肩胛骨下角下方 1cm 处,顺自然皮褶方向(即皮褶走向与脊柱成 45°角),用左手拇指和食、中指将被测部位皮肤和皮下组织夹提起来。④在该皮褶提起点的下方用皮褶计测量其厚度,把右拇指松开皮褶计卡钳钳柄,使钳尖部充分夹住皮褶;在皮褶计指针快速回落后立即读数。要连续测量 3 次,记录以毫米(mm)为单位,精确到 0.1mm。

（3）髂嵴上部皮褶厚度

测试方法:①受试者自然站立,被测部位充分裸露。②在腋前线向下延伸与髂嵴上相交点垂直捏起皮褶。

注意事项:①受试者自然站立,肌肉不要紧张,体重平均落在两腿上。②把皮肤与皮下组织一起夹提起来。③在该皮褶提起点的下方用皮褶计测量其厚度,把右拇指松开皮褶计卡钳钳柄,使钳尖部充分夹住皮褶;在皮褶计指针快速回落后立即读数。要连续测量 3 次,记录以毫米(mm)为单位,精确到 0.1mm。

（二）实训结果

1. 学生学会准确测量每个指定对象的身高、体重、腰围、臀围、胸围、皮褶厚度,并能准确计算和判断是否肥胖和肥胖类型。

2. 初步学会根据测量数据和判断结果为对方进行膳食指导。

【实训评价】

1. 实训指导教师注意观察学生操作能力和知识运用能力。

2. 实训指导教师根据学生完成情况进行评价。

3. 师生共同针对不同体格人群提出膳食指导。

（奚锦芝）

实训三　参观医院营养食堂

【实训目的】

通过到医院营养食堂实地参观学习,了解医院营养食堂的工作场所、仪器设备、人员配备及资质要求,进一步掌握临床营养的基本知识和基本技能。

【实训准备】

1. 复习相关知识。

2. 明确实训目的,要求每位学生在参观过程中认真做好笔记,参观结束后每人完成一份实训报告。

【实训学时】　2 学时。

【实训方法与步骤】

1. 组织学生就近到一所二甲以上医院的营养食堂。

2. 先集中听取食堂负责人或食堂主管领导介绍医院营养食堂的基本情况,包括食堂的配置、工作规程及管理规章制度等。

3. 然后由有关人员带领学生实地参观营养食堂,重点观摩治疗膳食的配制过程。

4. 学生查阅医院提供的住院病人的营养病历。

5. 最后,由学生提出问题,请有关人员解答,通过教与学的互动,使理论与实际相结合,促进学生更好地理解、巩固相关理论知识,并初步掌握有关技能。

【实训评价】

1. 学习态度评价。

2. 实训报告评价。

(戚　林)

目标测试参考答案

第一章

1. A   2. E   3. E   4. B   5. D

第二章

1. A	2. D	3. B	4. B	5. B	6. B	7. D	8. D	9. C	10. C
11. A	12. D	13. C	14. A	15. A	16. C	17. A	18. A	19. C	20. B
21. C	22. C	23. B	24. B	25. C	26. D	27. A	28. C	29. D	30. A
31. A	32. D	33. B	34. C	35. D	36. A	37. D	38. A	39. E	40. A
41. D	42. B	43. D	44. C	45. B	46. A	47. B	48. C	49. A	50. B
51. D	52. C	53. E	54. E	55. B					

第三章

1. B	2. B	3. D	4. C	5. B	6. C	7. A	8. D	9. A	10. E
11. A	12. E	13. E							

第四章

1. A	2. E	3. C	4. A	5. D	6. B	7. D	8. E	9. A	10. A
11. C	12. E								

第五章

1. B	2. C	3. C	4. D	5. E	6. A	7. A	8. D	9. B	10. D
11. C	12. A	13. E	14. B	15. A	16. E	17. C	18. A	19. D	20. D

第六章

1. B	2. B	3. D	4. D	5. A	6. A	7. C	8. A	9. D	10. C
11. B	12. B	13. C	14. A	15. A	16. E	17. D	18. A	19. B	20. E
21. C	22. A	23. E	24. C						

第七章

1. A	2. E	3. A	4. C	5. A	6. D	7. C	8. B	9. A	10. D
11. B	12. B	13. D	14. D	15. C	16. D	17. C	18. C	19. C	20. E
21. A	22. D	23. C	24. A	25. D	26. D	27. C	28. C	29. C	30. B

第八章

1. C   2. E   3. D   4. A   5. D   6. D   7. A   8. D   9. B   10. A
11. A   12. C   13. E   14. A   15. C   16. B   17. B   18. C   19. C   20. C
21. A   22. B   23. B   24. C   25. A   26. E   27. E   28. E

参 考 文 献

1. 戚林,吴明. 卫生保健. 第 2 版. 北京:科学出版社,2008
2. 戚林. 卫生保健. 第 3 版. 北京:科学出版社,2012
3. 戚林,王永军. 公共卫生学基础. 北京:人民卫生出版社,2015
4. 戚林. 公共预防医学基础. 北京:科学出版社,2016
5. 王翠玲,李璞. 营养与膳食. 北京:人民卫生出版社,2014
6. 杨永朝. 食物与健康—科学证据共识. 北京:人民卫生出版社,2016
7. 中国营养学会. 中国居民平衡膳食宝塔. 北京:人民卫生出版社,2016
8. 刘锜. 营养与膳食指导. 第 2 版. 北京:人民卫生出版社,2014
9. 林杰. 营养与膳食. 第 2 版. 北京. 人民卫生出版社,2012
10. 刘锜. 营养与膳食指导. 第 2 版. 北京:人民卫生出版社,2008
11. 魏玉秋,左强. 营养与膳食. 第 2 版. 北京:科学出版社,2012
12. 孙长颢. 营养与食品卫生学. 第 7 版. 北京:人民卫生出版社,2013
13. 季兰芳. 营养与膳食. 第 3 版. 北京:人民卫生出版社,2014
14. 焦广宇,蒋卓勤. 临床营养学. 第 3 版. 北京:人民卫生出版社,2010
15. 顾景范,杜寿玢,郭长江. 现代临床营养学. 第 2 版. 北京:科学出版社,2009
16. 李胜利. 营养与膳食. 北京:人民卫生出版社,2004
17. 马永林,姜新峰. 保健学基础. 西安:第四军医大学出版社,2012
18. 陈锦治. 营养与膳食指导. 北京:中国医药科技出版社,2011
19. 王忠福. 营养与膳食. 第 3 版. 北京:人民卫生出版社,2015
20. 蔡东联. 临床营养学. 北京:人民卫生出版社,2007
21. 石汉平. 肿瘤营养学. 北京:人民卫生出版社,2012
22. 任淑华. 老年膳食营养. 北京:经济管理出版社,2006
23. 高言诚. 营养学. 北京:北京体育大学出版社,2006
24. 刘海玲. 饮食营养与健康. 北京:化学工业出版社,2005
25. 公共营养师培训教材. 中国食品工业协会营养指导工作委员会国家劳动和社会保障部教育培训中心.
北京:军事医学科学出版社,2007 年

附　　录

附录一　中国居民膳食营养素参考摄入量 DRLs

附表 1-1　能量和蛋白质每日推荐摄入量（RNIs）及脂肪供能比

年龄（岁）	能量#				蛋白质		脂肪能量的百分比（%）
	RNIs（MJ）		RNIs（kcal）		RNIs（g）		
	男	女	男	女	男	女	
0～	0.40MJ/kg		95kcal/kg*		1.5～3g/（kg·d）		45～50
0.5～							35～40
1～	4.60	4.40	1100	1050	35	35	
2～	5.02	4.81	1200	1150	40	40	30～35
3～	5.64	5.43	1350	1300	45	45	
4～	6.06	5.83	1450	1400	50	50	
5～	6.70	6.27	1600	1500	55	55	
6～	7.10	6.67	1700	1600	55	55	
7～	7.53	7.10	1800	1700	60	60	25～30
8～	7.94	7.53	1900	1800	65	65	
9～	8.36	7.94	2000	1900	65	65	
10～	8.80	8.36	2100	2000	70	65	
11～	10.04	9.20	2400	2200	75	75	
14～	12.00	9.62	2900	2400	85	80	25～30
18～							20～30
体力活动水平							
轻	10.03	8.80	2400	2100	75	65	
中	11.29	9.62	2700	2300	80	70	
重	13.38	11.30	3200	2700	90	80	
妊娠期	+0.84		+200		+5, +15, +20▲		

年龄 （岁）	能量 #				蛋白质		脂肪能量的百分 比（%）
	RNIs（MJ）		RNIs（kcal）		RNIs（g）		
	男	女	男	女	男	女	
哺乳期		+2.09		+500		+20	
50～							20～30
体力活动水平							
轻	9.62	8.00	2300	1900			
中	10.87	8.36	2600	2000			
重	13.00	9.20	3100	2200			
60～					75	65	20～30
体力活动水平							
轻	7.94	7.53	1900	1800			
中	9.20	8.36	2200	2000			
70～					75	65	20～30
体力活动水平							
轻	7.94	7.10	1900	1700			
中	8.80	8.00	2100	1900			
80～	7.74	7.10	1900	1700	75	65	20～30

注：# 各年龄组的能量的 RNIs 与其 EARs（每日平均需要量）相同；* 为 AIs（每日适宜摄入量），非母乳喂养应增加 20%；▲表示孕早、中、晚期分别增加 5、15、20；凡表中数字缺如之处表示未制订该参考值。

附表 1-2　常量和微量元素的 RNIs 或 AIs

年龄(岁)	钙 AI (mg)	磷 AI (mg)	钾 AI (mg)	钠 AI (mg)	镁 AI (mg)	铁 AI (mg) 男/女	碘 RNI (μg)	锌 RNI (mg) 男/女	硒 RNI (μg)	铜 AI (mg)	氟 AI (mg)	铬 AI (μg)	锰 AI (mg)	钼 AI (mg)
0~	300	150	500	200	30	0.3	50	1.5	15 (AI)	0.4	0.1	10		
0.5~	400	300	700	500	70	10	50	8.0	20 (AI)	0.6	0.4	15		
1~	600	450	1000	650	100	12	50	9.0	20	0.8	0.6	20		15
4~	800	500	1500	900	150	12	90	12.0	25	1.0	0.8	30		20
7~	800	700	1500	1000	250	12	90	13.5	35	1.2	1.0	30		30
11~	1000	1000	1500	1200	350	男 16 / 女 18	120	男 18.0 / 女 15.0	45	1.8	1.2	40		50
14~	1000	1000	2000	1800	350	男 20 / 女 25	150	男 19.0 / 女 15.5	50	2.0	1.4	40		50
18~	800	700	2000	2200	350	男 15 / 女 20	150	男 15.0 / 女 11.5	50	2.0	1.5	50	3.5	60
妊娠														
早期	800	700	2500	2200	400	15	200	11.5	50					
中期	1000	700	2500	2200	400	25	200	16.5	50					
晚期	1200	700	2500	2200	400	35	200	16.5	50					
哺乳期	1200	700	2500	2200	400	25	200	21.5	65					
50~	1000	700	2000	2200	350	15	150	11.5	50	2.0	1.5	50	3.5	60

注：凡表中数字缺如之处表示未制订该参考值

147

附表 1-3　脂溶性和水溶性维生素的 RNIs 或 AIs

年龄(岁)	维生素A RNI (μg RE#)	维生素D RNI (μg)	维生素E AI (mg α-TE*)	维生素B₁ RNI (mg)	维生素B₂ RNI (mg)	维生素B₆ AI (mg)	维生素B₁₂ AI (μg)	维生素C RNI (mg)	泛酸 AI (mg)	叶酸 RNI (μg DFE▲)	烟酸 RNI (mg NE*)	胆碱 AI (mg)	生物素 RNI (μg)
0~	400(AI)	10	3	0.2(AI)	0.4(AI)	0.1	0.4	40	1.7	65(AI)	2(AI)	100	5
0.5~	400(AI)	10	3	0.3(AI)	0.5(AI)	0.3	0.5	50	1.8	80(AI)	3(AI)	150	6
1~	500	10	4	0.6	0.6	0.5	0.9	60	2.0	150	6	200	8
4~	600	10	5	0.7	0.7	0.6	1.2	70	3.0	200	7	250	12
7~	700	10	7	0.9	1.0	0.7	1.2	80	4.0	200	9	300	16
11~	700	5	10	1.2	1.2	0.9	1.8	90	5.0	300	12	350	20
14~	男800 女700	5	14	男1.5 女1.2	男1.5 女1.2	1.1	2.4	100	5.0	400	男15 女12	450	25
18~	男800 女700	5	14	男1.4 女1.3	男1.4 女1.2	1.2	2.4	100	5.0	400	男14 女13	500	30
妊娠													
早期	800	5	14	1.5	1.7	1.9	2.6	100	6.0	600	15	500	30
中期	900	10	14	1.5	1.7	1.9	2.6	130	6.0	600	15	500	30
晚期	900	10	14	1.5	1.7	1.9	2.6	130	6.0	600	15	500	30
哺乳期	1200	10	14	1.8	1.7	1.9	2.8	130	7.0	500	18	500	35
50~	男800 女700	10	14	男1.4 女1.2	男1.4 女1.2	1.6	2.4	100	5.0	400	男14 女12	男500 女400	40

注：#RE 为视黄醇当量；*α-TE 为 α-生育酚当量；*NE 为烟酸当量；▲DFE 为膳食叶酸当量；凡表中数字缺如之处表示未制订该参考值

附表 1-4　某些微量营养素的 ULs

年龄(岁)	钙 mg	磷 mg	镁 mg	铁 mg	碘 μg	锌 mg	硒 μg	铜 mg	氟 mg	铬 μg	锰 mg	钼 μg	维生素A μg RE#	维生素D μg	维生素B₁ mg	维生素C mg	叶酸 μg DFE▲	烟酸 mg NE*	胆碱 mg
0~				10			55		0.4							400			600
0.5~				30		13	80		0.8							500			800
1~	2000	3000	200	30		23	120	1.5	1.2	200		80			50	600	300	10	1000
4~	2000	3000	300	30		23	180	2.0	1.6	300		110	2000	20	50	700	400	15	1500
7~	2000	3000	500	30	800	28	240	3.5	2.0	300		160	2000	20	50	800	400	20	2000
11~	2000	3500	700	50	800	男37 女34	300	5.0	2.4	400		280	2000	20	50	900	600	30	2500
14~	2000	3500	700	50	800	男42 女35	360	7.0	2.8	400		280	2000	20	50	1000	800	30	3000
18~	2000	3500	700	50	1000	男45 女37	400	8.0	3.0	500	10	350	3000	20	50	1000	1000	35	3500
孕妇	2000	3000	700	60	1000	35	400	8.0					2400	20		1000	1000		3500
哺乳期妇女	2000	3500	700	50	1000	35	400							20		1000	1000		3500
50~	2000	3500*	700	50	1000	37	400	8.0	3.0	500	10	350	3000	20	50	1000	1000	35	3500

注：*NE 为烟酸当量；▲DFE 为膳食叶酸当量；#RE 为视黄醇当量；*60 岁以上磷的 UL 为 3000mg；凡表中数字缺如之处表示未制订该参考值

附表 1-5　蛋白质及某些微量营养素的 EARs

年龄（岁）	蛋白质 g/kg	锌 mg 男	锌 mg 女	硒 μg	维生素 A μg RE#	维生素 D μg	维生素 B$_1$ mg 男	维生素 B$_1$ mg 女	维生素 B$_2$ mg 男	维生素 B$_2$ mg 女	维生素 C mg	叶酸 μg DFE▲
0～	2.25～1.25	1.5			375	8.8*						
0.5～	1.25～1.15	6.7			400	13.8*						
1～		7.4		17	300		0.4		0.5		13	320
4～		8.7		20			0.5		0.6		22	320
7～		9.7		26	700		0.5		0.8		39	320
11～		13.1	10.8	36	700		0.7		1.0		63	320
14～		13.9	11.2	40			1.0	0.9	1.3	1.0		
18～	0.92	13.2	8.3	41			1.4	1.3	1.2	1.0	75	320
孕妇 早期		8.3		50			1.3		1.45		66	520
中期		+5		50								
晚期		+5		50								
哺乳期妇女	+0.18	+10		65			1.3		1.4		96	450
50～	0.92										75	320

注：▲DFE 为膳食叶酸当量；#RE 为视黄醇当量；*0～2.9 岁南方地区为 8.88g，北方地区为 13.8g；凡表中数字缺如之处表示未制订该参考值

附录二 常用食物成分表（100g食部含量）

食物名称	可食部分 (%)	水分 (g)	能量 (kcal)	能量 (kJ)	蛋白质 (g)	脂肪 (g)	糖类 (g)	膳食纤维 (g)	胆固醇 (mg)	维生素A (µg)	胡萝卜素 (µg)	维生素B$_1$ (mg)	维生素B$_2$ (mg)	烟酸 (mg)	维生素C (mg)	维生素E (mg)	钙 (mg)	磷 (mg)	钾 (mg)	钠 (mg)	镁 (mg)	铁 (mg)	锌 (mg)	硒 (µg)
小麦粉（标准粉）	100	9.9	354	1482	15.7	2.5	70.9	3.7	—	0	0	0.46	0.05	1.91	0	0.32	31	167	190	3.1	50	0.6	0.2	7.42
小麦粉（富强粉）	100	10.8	361	1509	12.3	1.5	74.9	0.4	—	0	0	0.11	0.03	0.94	0	0.32	27	114	128	2.7	32	0.7	0.39	6.79
小麦粉（特二粉）	100	12	349	1460	10.4	1.1	75.9	1.6	—	0	0	0.15	0.11	2	0	1.25	30	120	124	1.5	48	3	0.96	6.01
挂面（标准粉）	100	12.4	344	1439	10.1	0.7	76	1.6	—	0	0	0.19	0.04	2.5	0	1.11	14	153	157	150	51	3.5	1.22	9.9
挂面（富强粉）	100	10.2	361	1511	13	1.5	74.7	0.8	—	0	0	0.13	0.04	1.26	0	Tr	21	112	122	110.6	48	1	0.08	3.46
挂面（精制龙须面）	100	11.9	347	1452	11.2	0.5	74.7	0.2	—	0	0	0.18	0.03	2.5	0	0	26	137	109	292.8	48	2.3	0.87	14.28
面条（标准粉，切面）	100	29.7	280	1172	8.5	1.6	59.5	1.5	—	0	0	0.35	0.1	3.1	0	0.47	13	142	161	3.4	61	2.6	1.07	0.4
面条（富强粉，切面）	100	29	272	1140	8.9	0.4	60.7	2.4	—	0	0	0.07	0.02	1.1	0	Tr	24	92	102	1.5	29	0.4	0.12	2.34

续表

食物名称	可食部分(%)	水分(g)	能量(kcal)	能量(kJ)	蛋白质(g)	脂肪(g)	糖类(g)	膳食纤维(g)	胆固醇(mg)	维生素A(μg)	胡萝卜素(mg)	维生素B₁(mg)	维生素B₂(mg)	烟酸(mg)	维生素C(mg)	维生素E(mg)	钙(mg)	磷(mg)	钾(mg)	钠(mg)	镁(mg)	铁(mg)	锌(mg)	硒(μg)
面条（富强粉，煮）	100	72.7	104	433	3.9	0.4	22.8	1.7	—	0	0	0.02	0.01	0.56	0	Tr	4	25	15	26.9	10	0.2	0.1	1.16
面条（干切面）	100	10.5	355	1485	11	0.1	77.7	0.2	—	0	0	0.28	0.05	2.7	0	0	8	142	100	60.9	42	9.6	1.5	7.78
面条（虾茸面）	100	6.1	429	1795	8.5	15.1	68.3	3.6	—	0	0	0	0.01	2.8	0	1.22	17	92	101	304.2	24	2	0	9.39
通心面[通心粉]	100	11.8	350	1464	11.9	0.1	75.8	0.4	—	0	0	0.12	0.03	1	0	0	14	97	209	35	58	2.6	1.55	5.8
花卷	100	30.8	274	1145	6.5	3.2	58.9	4.2	—	—	0	0.03	0.03	0.61	0	0.85	19	72	83	95	12	0.7	0.36	1.94
空锅饼	100	29.4	277	1159	8.6	0.2	60.9	0.7	—	0	0	0.14	0	0	0	0.08	2	133	138	243.2	30	5.8	1.73	24.19
烙饼（标准粉）	100	36.4	255	1067	7.5	2.3	52.9	1.9	—	0	0	0.02	0.04	0	0	1.03	20	146	141	149.3	51	2.4	0.94	7.5
馒头（标准粉）	100	40.5	233	975	7.8	1	49.8	1.5	—	0	0	0.05	0.07	0	0	0.86	18	136	129	165.2	39	1.9	1.01	9.7
馒头（富强粉）	100	40.3	226	946	7.1	1.3	50.9	4.4	—	0	0	0.12	0.02	0.79	0	Tr	58	78	146	165	20	0.4	0.21	2.66
油饼	100	24.8	399	1669	7.9	22.9	42.4	2	—	0	0	0.11	0.05	0.7	0	13.72	46	124	106	572.5	13	2.3	0.97	10.6
油条	100	21.8	386	1615	6.9	17.6	51	0.9	—	0	0	0.01	0.07	0.7	0	3.19	6	77	227	585.2	19	1	0.75	8.6

续表

食物名称	可食部分(%)	水分(g)	能量(kcal)	能量(kJ)	蛋白质(g)	脂肪(g)	糖类(g)	膳食纤维(g)	胆固醇(mg)	维生素A(μg)	胡萝卜素(μg)	维生素B₁(mg)	维生素B₂(mg)	烟酸(mg)	维生素C(mg)	维生素E(mg)	钙(mg)	磷(mg)	钾(mg)	钠(mg)	镁(mg)	铁(mg)	锌(mg)	硒(μg)
水面筋	100	63.5	141	590	23.5	0.1	12.3	0.9	—	0	0	0.1	0.07	1.1	0	0.65	76	133	69	15	26	4.2	1.76	1
油面筋	100	7.1	490	2050	26.9	25.1	40.4	1.3	—	0	0	0.03	0.05	2.2	0	7.18	29	98	45	29.5	40	2.5	2.29	22.8
粳米(标一)	100	13.7	343	1435	7.7	0.6	77.4	0.6	—	0	0	0.16	0.08	1.3	0	1.01	11	121	97	2.4	34	1.1	1.45	2.5
黑米	100	14.3	333	1393	9.4	2.5	72.2	3.9	—	0	0	0.33	0.13	7.9	0	0.22	12	356	256	7.1	147	1.6	3.8	3.2
香大米	100	12.9	346	1448	12.7	0.9	72.4	0.6	—	0	0	0	0.08	2.6	0	0.7	8	106	49	21.5	12	5.1	0.69	4.6
优糯米	100	14.2	344	1439	9	1	75.3	0.6	—	0	0	0.1	0.03	1.9	0	0.93	8	48	136	1.2	50	0.8	1.2	2.8
米饭(蒸)	100	70.9	116	485	2.6	0.3	25.9	0.3	—	0	0	0.02	0.03	1.9	0	0	7	62	30	2.5	15	1.3	0.92	0.4
玉米(鲜)	46	71.3	106	444	4	1.2	22.8	2.9	—	0	0	0.16	0.11	1.8	16	0.46	0	117	238	1.1	32	1.1	0.9	1.63
玉米(白,干)	100	11.7	336	1406	8.8	3.8	74.7	8	—	0	0	0.27	0.07	2.3	0	8.23	10	244	262	2.5	95	2.2	1.85	4.14
玉米(黄,干)	100	13.2	335	1402	8.7	3.8	73	6.4	—	17	100	0.21	0.13	2.5	0	3.89	14	218	300	3.3	96	2.4	1.7	3.52
玉米面(白)	100	13.4	340	1423	8	4.5	73.1	6.2	—	0	0	0.34	0.06	3	0	6.89	12	187	276	0.5	111	1.3	1.22	1.58

续表

食物名称	可食部分(%)	水分(g)	能量(kcal)	能量(kJ)	蛋白质(g)	脂肪(g)	糖类(g)	膳食纤维(g)	胆固醇(mg)	维生素A(μg)	胡萝卜素(μg)	维生素B₁(mg)	维生素B₂(mg)	烟酸(mg)	维生素C(mg)	维生素E(mg)	钙(mg)	磷(mg)	钾(mg)	钠(mg)	镁(mg)	铁(mg)	锌(mg)	硒(μg)
玉米面(黄)	100	11.2	339	1419	8.5	1.5	78.4	5.5	—	7	40	0.07	0.04	0.8	0	0.98	22	196	249	2.3	84	0.4	0.08	2.68
青稞	100	12.4	339	1418	8.1	1.5	75	1.8	—	0	0	0.34	0.11	6.7	0	0.96	113	405	644	77	65	40.7	2.38	4.6
小米	100	11.6	358	1498	9	3.1	75.1	1.6	—	17	100	0.33	0.1	1.5	0	3.63	41	229	284	4.3	107	5.1	1.87	4.74
小米面	100	11.8	356	1490	7.2	2.1	77.7	0.7	—	0	0	0.13	0.08	2.5	0	0	40	159	129	6.2	57	6.1	1.18	2.82
小米粥	100	89.3	46	192	1.4	0.7	8.4	0	—	0	0	0.02	0.07	0.9	0	0.26	10	32	19	4.1	22	1	0.41	0.3
黄米	100	11.1	342	1431	9.7	1.5	76.9	4.4	—	0	0	0.09	0.13	1.3	0	4.61	0	0	0	3.3	0	0	2.07	0
高粱米	100	10.3	351	1469	10.4	3.1	74.7	4.3	—	0	0	0.29	0.1	1.6	0	1.88	22	329	281	6.3	129	6.3	1.64	2.83
苦荞麦粉	100	19.3	304	1272	9.7	2.7	66	5.8	—	0	0	0.32	0.21	1.5	0	1.73	39	244	320	2.3	94	4.4	2.02	5.57
荞麦	100	13	324	1356	9.3	2.3	73	6.5	—	3	20	0.28	0.16	2.2	0	4.4	47	297	401	4.7	258	6.2	3.62	2.45
马铃薯[土豆,洋芋]	94	79.8	76	318	2	0.2	17.2	0.7	—	5	30	0.08	0.04	1.1	27	0.34	8	40	342	2.7	23	0.8	0.37	0.78
马铃薯粉	100	5.6	355	1486	8.4	0.5	82.7	—	—	Tr	Tr	0.11	0.25	—	25.9	Tr	35	170	980	71	100	0.8	12.5	1.4
甘薯(白心)	86	72.6	104	435	1.4	0.2	25.2	1	—	37	220	0.07	0.04	0.6	24	0.43	24	46	174	58.2	17	0.8	0.22	0.63
甘薯(红心)	90	83.4	57	238	0.7	0.2	15.3	2.2	—	125	750	0.05	0.01	0.2	4	Tr	18	26	88	70.9	17	0.2	0.16	0.22

续表

食物名称	可食部分(%)	水分(g)	能量(kcal)	能量(kJ)	蛋白质(g)	脂肪(g)	糖类(g)	膳食纤维(g)	胆固醇(mg)	维生素A(μg)	胡萝卜素(μg)	维生素B₁(mg)	维生素B₂(mg)	烟酸(mg)	维生素C(mg)	维生素E(mg)	钙(mg)	磷(mg)	钾(mg)	钠(mg)	镁(mg)	铁(mg)	锌(mg)	硒(μg)
甘薯粉[地瓜粉]	100	14.5	336	1406	2.7	0.2	80.9	0.1	—	3	20	0.03	0.05	0.2	0	0	33	12	66	26.4	102	10	0.29	2.62
玉米淀粉	100	13.5	345	1443	1.2	0.1	85	0.1	—	0	0	0.03	0.04	1.1	0	0	18	25	8	6.3	6	4	0.09	0.7
藕粉	100	6.4	372	1556	0.2	0	93	0.1	—	0	0	0	0.01	0.4	0	0	8	9	35	10.8	2	17.9	0.15	2.1
粉丝	100	15	335	1402	0.8	0.2	83.7	1.1	—	0	0	0.03	0.02	0.4	0	0	31	16	18	9.3	11	6.4	0.27	3.39
粉条	100	14.3	337	1410	0.5	0.1	84.2	0.6	—	0	0	0.01	0	0.1	0	0	35	23	18	9.6	11	5.2	0.83	2.18
黄豆[大豆]	100	10.2	359	1502	35	16	34.2	15.5	—	37	220	0.41	0.2	2.1	—	18.9	191	465	1530	2.2	199	8.2	3.34	6.16
黑豆[黑大豆]	100	9.9	381	1594	36	15.9	33.6	10.2	—	5	30	0.2	0.33	2	0	17.36	224	500	1377	3	243	7	4.18	6.79
青豆[青大豆]	100	9.5	373	1561	34.5	16	35.4	12.6	—	132	790	0.41	0.18	3	0	10.09	200	395	718	1.8	128	8.4	3.18	5.62
豆腐(北)	100	78.6	111	462	9.2	8.1	3	2.8	—	—	—	0.05	0.02	0.11	Tr	8.4	105	112	106	7.3	63	1.5	0.74	2.46
豆腐(南)[南豆腐]	100	83.6	84	352	5.7	5.8	3.9	1.6	—	—	—	0.06	0.02	Tr	Tr	5.72	113	76	154	3.1	36	1.2	0.43	1.23
豆腐(内酯)	100	89.2	49	205	5	1.9	3.3	0.4	—	—	—	0.06	0.03	0.3	Tr	3.26	17	57	95	6.4	24	0.8	0.55	0.81
豆腐脑[老豆腐]	100	96.7	15	63	1.9	0.8	0	0	—	—	—	0.04	0.02	0.4	Tr	10.46	18	5	107	2.8	28	0.9	0.49	0

155

续表

食物名称	可食部分(%)	水分(g)	能量(kcal)	能量(kJ)	蛋白质(g)	脂肪(g)	糖类(g)	膳食纤维(g)	胆固醇(mg)	维生素A(μg)	胡萝卜素(μg)	维生素B₁(mg)	维生素B₂(mg)	烟酸(mg)	维生素C(mg)	维生素E(mg)	钙(mg)	磷(mg)	钾(mg)	钠(mg)	镁(mg)	铁(mg)	锌(mg)	硒(μg)
豆浆	100	96.4	14	59	1.8	10.7	1.1	1.1	—	15	90	0.02	0.02	0.1	—	0.8	10	30	48	3	9	0.5	0.24	0.14
豆腐卷	100	61.6	201	841	17.9	11.6	7.2	1	—	30	180	0.02	0.04	0.4	Tr	27.63	156	288	82	81.1	152	6.1	2.76	2.51
豆腐皮	100	9.4	431	1803	51.6	23	12.5	8.1	—	47	280	0.22	0.12	0.91	Tr	46.55	239	494	877	7.4	179	11.7	4.08	2.26
腐竹	100	7.1	476	1990	54.2	27.2	8.1	4.6	—	—	—	0.02	0.17	0.8	Tr	28.43	50	655	670	27.1	140	3.8	4.71	1.51
绿豆	100	12.3	316	1322	21.6	0.8	62	6.4	—	22	130	0.25	0.11	2	0	10.95	81	337	787	3.2	125	6.5	2.18	4.28
绿豆面	100	9.6	330	1381	20.8	0.7	65.8	5.8	—	15	90	0.45	0.12	0.7	0	0	134	304	1055	3.3	0	8.1	2.68	10.58
豆沙	100	39.2	243	1017	5.5	1.9	52.7	1.7	—	0	0	0.03	0.05	0.3	0	4.37	42	68	139	23.5	2	8	0.32	0.89
豇豆	100	10.9	322	1347	19.3	1.2	65.6	7.1	—	10	60	0.16	0.08	1.9	0	8.61	40	344	737	6.8	36	7.1	3.04	5.74
豌豆	100	10.4	313	1310	20.3	1.1	65.8	10.4	—	42	250	0.49	0.14	2.4	0	8.47	97	259	823	9.7	118	4.9	2.35	1.69
白萝卜[莱菔]	95	94.6	13	52	0.7	0.1	4	1.8	—	Tr	Tr	0.02	0.01	0.14	19	Tr	47	16	167	54.3	12	0.2	0.14	0.12
红萝卜	97	93.8	20	84	0.8	0.1	4.6	0.8	—	0	0	0.05	0.02	0.1	3	Tr	11	26	110	62.7	16	2.8	0.69	0
青萝卜	95	91	23	98	1.2	0.2	6.9	2.7	—	15	88	0.01	0.02	0.62	7	Tr	47	31	248	56	15	0.3	0.16	0.1
水萝卜[脆萝卜]	93	92.9	20	84	0.8	0	5.5	1.4	—	42	250	0.03	0.05	0	45	0	0	0	0	9.7	0	0	0.49	0
心里美萝卜	88	93.5	21	88	0.8	0.2	4.9	0.8	—	2	10	0.02	0.04	0.4	23	0	68	24	116	85.4	34	0.5	0.17	1.02

续表

食物名称	可食部分(%)	水分(g)	能量(kcal)	能量(kJ)	蛋白质(g)	脂肪(g)	糖类(g)	膳食纤维(g)	胆固醇(mg)	维生素A(μg)	胡萝卜素(μg)	维生素B₁(mg)	维生素B₂(mg)	烟酸(mg)	维生素C(mg)	维生素E(mg)	钙(mg)	磷(mg)	钾(mg)	钠(mg)	镁(mg)	铁(mg)	锌(mg)	硒(μg)
胡萝卜(黄)	97	90	25	106	1	0.2	8.1	3.2	—	685	4107	—	0.02	—	9	0.31	27	38	119	120.7	18	0.3	0.22	0.6
蚕豆	31	70.2	104	435	8.8	0.4	19.5	3.1	—	52	310	0.37	0.1	1.5	16	0.83	16	200	391	4	46	3.5	1.37	2.02
豆角	96	90	30	126	2.5	0.2	6.7	2.1	—	33	200	0.05	0.07	0.9	18	2.24	29	55	207	3.4	35	1.5	0.54	2.16
毛豆[青豆]	53	69.6	123	515	13.1	5	10.5	4	—	22	130	0.15	0.07	1.4	27	2.44	135	188	478	3.9	70	3.5	1.73	2.48
四季豆[菜豆]	96	91.2	15	63	2	0.2	6	4.7	—	16	96	0.02	0.05	0.26	Tr	Tr	43	47	196	4.4	27	0.6	0.33	0.04
油豆角[多花菜豆]	99	92.2	22	92	2.4	0.3	3.9	1.6	—	27	160	0.07	0.08	1.4	11	2.39	69	56	240	3.3	35	1.9	0.38	1.1
黄豆芽	100	88.8	44	184	4.5	1.6	4.5	1.5	—	5	30	0.04	0.07	0.6	8	0.8	21	74	160	7.2	21	0.9	0.54	0.96
绿豆芽	100	95.3	13	54	1.7	0.1	2.6	1.3	—	2	11	0.02	0.02	0.35	4	Tr	14	19	32	25.8	18	0.3	0.2	0.27
茄子(紫皮,长)	96	93.4	13	52	1.1	0.1	4.8	3	—	—	—	0.03	0.03	—	Tr	Tr	50	21	147	5	11	0.5	0.2	0.09
番茄[西红柿]	97	95.2	11	46	0.9	0.2	3.3	1.9	—	3	19	0.03	0.02	0.49	14	0.42	4	24	179	9.7	12	0.2	0.12	Tr
辣椒(青,尖)	91	93.4	17	70	0.8	0.3	5.2	2.5	—	16	98	0.02	0.02	0.62	59	0.38	11	20	154	7	15	0.3	0.21	0.02

续表

食物名称	可食部分 (%)	水分 (g)	能量 (kcal)	能量 (kJ)	蛋白质 (g)	脂肪 (g)	糖类 (g)	膳食纤维 (g)	胆固醇 (mg)	维生素A (μg)	胡萝卜素 (μg)	维生素B₁ (mg)	维生素B₂ (mg)	烟酸 (mg)	维生素C (mg)	维生素E (mg)	钙 (mg)	磷 (mg)	钾 (mg)	钠 (mg)	镁 (mg)	铁 (mg)	锌 (mg)	硒 (μg)
甜椒[灯笼椒]	82	94.6	16	66	1	0.2	3.8	1.3	—	13	76	0.02	0.02	0.39	130	0.41	—	—	—	—	—	—	—	0.38
冬瓜	80	96.9	8	34	0.3	0.2	2.4	1.1	—	Tr	Tr	Tr	Tr	0.22	16	0.04	12	11	57	2.8	10	0.1	0.1	0.02
佛手瓜[棒瓜]	100	94.3	16	67	1.2	0.1	3.8	1.2	—	3	20	0.01	0.1	0.1	8	0	17	18	76	1	10	0.1	0.08	1.45
黄瓜[胡瓜]	92	95.8	15	63	0.8	0.2	2.9	0.5	—	15	90	0.02	0.03	0.2	9	0.49	24	24	102	4.9	15	0.5	0.18	0.38
苦瓜[凉瓜,癞瓜]	81	93.4	19	79	1	0.1	4.9	1.4	—	17	100	0.03	0.03	0.4	56	0.85	14	35	256	2.5	18	0.7	0.36	0.36
南瓜[倭瓜,番瓜]	85	93.5	22	92	0.7	0.1	5.3	0.8	—	148	890	0.03	0.04	0.4	8	0.36	16	24	145	0.8	8	0.4	0.14	0.46
丝瓜	83	94.1	16	68	1.3	0.2	4	1.7	—	26	155	0.02	0.04	0.32	4	0.08	37	33	121	3.7	19	0.3	0.22	0.2
西葫芦	73	94.9	18	75	0.8	0.2	3.8	0.6	—	5	30	0.01	0.03	0.2	6	0.34	15	17	92	5	9	0.3	0.12	0.28
大蒜[蒜头]	85	66.6	126	527	4.5	0.2	27.6	1.1	—	5	30	0.04	0.06	0.6	7	1.07	39	117	302	19.6	21	1.2	0.88	3.09
蒜苗	82	88.9	37	155	2.1	0.4	8	1.8	—	47	280	0.11	0.08	0.5	35	0.81	29	44	226	5.1	18	1.4	0.46	1.24
蒜苔	90	81.8	61	255	2	0.1	15.4	2.5	—	80	480	0.04	0.07	0.2	1	1.04	19	52	161	3.8	28	4.2	1.04	2.17
大葱	82	91.8	23	95	1.6	0.3	5.8	2.4	—	11	64	0.06	0.03	0.5	3	Tr	63	25	110	8.9	16	0.6	0.29	0.21

续表

食物名称	可食部分(%)	水分(g)	能量(kcal)	能量(kJ)	蛋白质(g)	脂肪(g)	糖类(g)	膳食纤维(g)	胆固醇(mg)	维生素A(μg)	胡萝卜素(μg)	维生素B₁(mg)	维生素B₂(mg)	烟酸(mg)	维生素C(mg)	维生素E(mg)	钙(mg)	磷(mg)	钾(mg)	钠(mg)	镁(mg)	铁(mg)	锌(mg)	硒(μg)
小葱	73	92.7	24	100	1.6	0.4	4.9	1.4	—	140	840	0.05	0.06	0.4	21	0.49	72	26	143	10.4	18	1.3	0.35	1.06
洋葱[葱头]	90	89.2	39	163	1.1	0.2	9	0.9	—	3	20	0.03	0.03	0.3	8	0.14	24	39	147	4.4	15	0.6	0.23	0.92
韭菜	90	92	18	75	2.4	0.4	4.5	3.3	—	266	1596	0.04	0.05	0.86	2	0.57	44	45	241	5.8	24	0.7	0.25	1.33
大白菜[黄芽白]	85	95.6	13	52	1	0.1	2.9	1	—	2	10	0.02	0.01	0.32	8	0.06	29	21	109	39.9	12	0.3	0.15	0.04
酸白菜[酸菜]	100	94.9	5	20	0.7	0.2	2.6	2.6	—	—	—		0.01	Tr	—	—	48	38	104	43.1	21	0.3	0.03	0.16
小白菜	94	94.8	10	43	1.4	0.3	2.4	1.9	—	309	1853	0.01	0.05	—	64	0.4	117	26	116	132.2	30	1.3	0.23	0.39
油菜	96	95.6	10	41	1.3	0.5	2	2	—	181	1083	0.02	0.05	0.55	—	Tr	148	23	175	73.7	25	0.9	0.31	0.73
甘蓝[卷心菜]	86	93.2	22	92	1.5	0.2	4.6	1	—	12	70	0.03	0.03	0.4	40	0.5	49	26	124	27.2	12	0.6	0.25	0.96
菜花[花椰菜]	82	93.2	15	61	1.7	0.2	4.2	2.7	—	2	11	0.04	0.04	0.32	32	Tr	31	32	206	39.2	18	0.4	0.17	2.86
西蓝花[绿菜花]	83	91.6	19	81	3.5	0.6	3.7	3.7	—	25	151	0.06	0.08	0.73	56	0.76	50	61	179	46.7	22	0.9	0.46	0.43
菠菜[赤根菜]	89	91.2	24	100	2.6	0.3	4.5	1.7	—	487	2920	0.04	0.11	0.6	32	1.74	66	47	311	85.2	58	2.9	0.85	0.97
芹菜茎	100	95.4	11	44	0.4	0.2	3.1	1.3	—	3	18	0.01	0.02	0.22	2	Tr	15	13	128	166.4	16	0.2	0.14	0.07

续表

食物名称	可食部分 (%)	水分 (g)	能量 (kcal)	能量 (kJ)	蛋白质 (g)	脂肪 (g)	糖类 (g)	膳食纤维 (g)	胆固醇 (mg)	维生素A (μg)	胡萝卜素 (μg)	维生素B₁ (mg)	维生素B₂ (mg)	烟酸 (mg)	维生素C (mg)	维生素E (mg)	钙 (mg)	磷 (mg)	钾 (mg)	钠 (mg)	镁 (mg)	铁 (mg)	锌 (mg)	硒 (μg)
芹菜叶	100	89.4	31	130	2.6	0.6	5.9	2.2	—	488	2930	0.08	0.15	0.9	22	2.5	40	64	137	83	58	0.6	1.14	2
香菜[芫荽]	81	90.5	31	130	1.8	0.4	6.2	1.2	—	193	1160	0.04	0.14	2.2	48	0.8	101	49	272	48.5	33	2.9	0.45	0.53
茼蒿[蓬蒿菜,艾菜]	82	93	21	88	1.9	0.3	3.9	1.2	—	252	1510	0.04	0.09	0.6	18	0.92	73	36	220	161.3	20	2.5	0.35	0.6
茴香[小茴香]	86	91.2	24	100	2.5	0.4	4.2	1.6	—	402	2410	0.06	0.09	0.8	26	0.94	154	23	149	186.3	46	1.2	0.73	0.77
莴笋[莴苣]	62	95.5	14	59	1	0.1	2.8	0.6	—	25	150	0.02	0.02	0.5	4	0.19	23	48	212	36.5	19	0.9	0.33	0.54
竹笋	63	92.8	19	79	2.6	0.2	3.6	1.8	—	—	—	0.08	0.06	0.22	3.3	Tr	76	35	24	90.5	23	0.4	0.18	Tr
金针菜[黄花菜]	98	40.3	199	833	19.4	1.4	34.9	7.7	—	307	1840	0.05	0.21	3.1	10	4.92	301	216	610	59.2	85	8.1	3.99	4.22
藕[莲藕]	88	80.5	70	293	1.9	0.2	16.4	1.2	—	3	20	0.09	0.03	0.3	44	0.73	39	58	243	44.2	19	1.4	0.23	0.39
水芹菜	60	96.2	11	46	1.4	0.2	1.8	0.9	—	63	380	0.01	0.19	1	5	0.32	38	32	212	40.9	16	6.9	0.38	0.81
山药[薯蓣,大薯]	83	84.8	56	234	1.9	0.2	12.4	0.8	—	3	20	0.05	0.02	0.3	5	0.24	16	34	213	18.6	20	0.3	0.27	0.55
芋头[芋艿,毛芋]	88	85	54	225	1.3	0.2	12.7	—	—	2	14	0.05	0.02	0.28	1.5.0	Tr	11	50	25	5.5	19	0.3	0.19	0.91
姜[黄姜]	95	87	41	172	1.3	0.6	10.3	2.7	—	28	170	0.02	0.03	0.8	4	0	27	25	295	14.9	44	1.4	0.34	0.56

续表

食物名称	可食部分(%)	水分(g)	能量(kcal)	能量(kJ)	蛋白质(g)	脂肪(g)	糖类(g)	膳食纤维(g)	胆固醇(mg)	维生素A(μg)	胡萝卜素(μg)	维生素B$_1$(mg)	维生素B$_2$(mg)	烟酸(mg)	维生素C(mg)	维生素E(mg)	钙(mg)	磷(mg)	钾(mg)	钠(mg)	镁(mg)	铁(mg)	锌(mg)	硒(μg)
黄蘑(干)	100	11	225	940	24.6	6.4	46.9	29.7	—	19	114	0.48	1.46	12.43	—	4.05	33	857	4647	31.9	122	51.3	7.04	6.78
金针菇[智力菇]	100	90.2	26	109	2.4	0.4	6	2.7	—	5	30	0.15	0.19	4.1	2	1.14	0	97	195	4.3	17	1.4	0.39	0.28
蘑菇(鲜蘑)	99	92.4	20	84	2.7	0.1	4.1	2.1	—	2	10	0.08	0.35	4	2	0.56	6	94	312	8.3	11	1.2	0.92	0.55
木耳(干)	100	15.5	205	858	12.1	1.5	65.6	29.9	—	17	100	0.17	0.44	2.5	0	11.34	247	292	757	48.5	152	97.4	3.18	3.72
香菇[香蕈,冬菇]	100	91.7	19	79	2.2	0.3	5.2	3.3	—	0	0	0	0.08	2	1	0	2	53	20	1.4	11	0.3	0.66	2.58
海带[江白菜]	100	94.4	12	50	1.2	0.1	2.1	0.5	—	0	0	0.02	0.15	1.3	0	1.85	46	22	246	8.6	25	0.9	0.16	9.54
紫菜(干)	100	12.7	207	866	26.7	1.1	44.1	21.6	—	228	1370	0.27	1.02	7.3	2	1.82	264	350	1796	710.5	105	54.9	2.47	7.22
苹果(均值)	76	85.9	52	218	0.2	0.2	13.5	1.2	—	3	20	0.06	0.02	0.2	4	2.12	4	12	119	1.6	4	0.6	0.19	0.12
梨(均值)	82	85.8	44	184	0.4	0.2	13.3	3.1	—	6	33	0.03	0.06	0.3	6	1.34	9	14	92	2.1	8	0.5	0.46	1.14
沙果	95	81.3	66	276	0.4	0.1	17.8	2	—	0	0	0.03	0	0	3	0.09	5	14	123	2.1	9	1	0.2	0.48
桃(均值)	86	86.4	48	201	0.9	0.1	12.2	1.3	—	3	20	0.01	0.03	0.7	7	1.54	6	20	166	5.7	7	0.8	0.34	0.24
李子	91	90	36	151	0.7	0.2	8.7	0.9	—	25	150	0.03	0.02	0.4	5	0.74	8	11	144	3.8	10	0.6	0.14	0.23
杏	91	89.4	36	151	0.9	0.1	9.1	1.3	—	75	450	0.02	0.03	0.6	4	0.95	14	15	226	2.3	11	0.6	0.2	0.2

续表

食物名称	可食部分(%)	水分(g)	能量(kcal)	能量(kJ)	蛋白质(g)	脂肪(g)	糖类(g)	膳食纤维(g)	胆固醇(mg)	维生素A(μg)	胡萝卜素(μg)	维生素B₁(mg)	维生素B₂(mg)	烟酸(mg)	维生素C(mg)	维生素E(mg)	钙(mg)	磷(mg)	钾(mg)	钠(mg)	镁(mg)	铁(mg)	锌(mg)	硒(μg)
枣(鲜)	87	67.4	122	510	1.1	0.3	30.5	1.9	—	40	240	0.06	0.09	0.9	243	0.78	22	23	375	1.2	25	1.2	1.52	0.8
樱桃	80	88	46	192	1.1	0.2	10.2	0.3	—	35	210	0.02	0.02	0.6	10	2.22	11	27	232	8	12	0.4	0.23	0.21
葡萄(均值)	86	88.7	43	180	0.5	0.2	10.3	0.4	—	8	50	0.04	0.02	0.2	25	0.7	5	13	104	1.3	8	0.4	0.18	0.2
石榴(均值)	57	79.1	63	264	1.4	0.2	18.7	4.8	—	0	0	0.05	0.03	0	9	4.91	9	71	231	0.9	16	0.3	0.19	0
柿饼	97	33.8	250	1046	1.8	0.2	62.8	2.6	—	48	290	0.01	0	0.5	0	0.63	54	55	339	6.4	21	2.7	0.23	0.83
草莓[凤阳草莓]	97	91.3	30	126	1	0.2	7.1	1.1	—	5	30	0.02	0.03	0.3	47	0.71	18	27	131	4.2	12	1.8	0.14	0.7
橙	74	87.4	47	197	0.8	0.2	11.1	0.6	—	27	160	0.05	0.04	0.3	33	0.56	20	22	159	1.2	14	0.4	0.14	0.31
柑橘(均值)	77	86.9	51	213	0.7	0.2	11.9	0.4	—	148	890	0.08	0.04	0.4	28	0.92	35	18	154	1.4	11	0.2	0.08	0.3
柠檬	66	91	35	146	1.1	1.2	6.2	1.3	—	0	0	0.05	0.02	0.6	22	1.14	101	22	209	1.1	37	0.8	0.65	0.5
菠萝[凤梨,地菠萝]	68	88.4	41	172	0.5	0.1	10.8	1.3	—	3	20	0.04	0.02	0.2	18	0	12	9	113	0.8	8	0.6	0.14	0.24
桂圆	50	81.4	71	297	1.2	0.1	16.6	0.4	—	3	20	0.01	0.14	1.3	43	0	6	30	248	3.9	10	0.2	0.4	0.83
荔枝	73	81.9	70	293	0.9	0.2	16.6	0.5	—	2	10	0.1	0.04	1.1	41	0	2	24	151	1.7	12	0.4	0.17	0.14

续表

食物名称	可食部分 (%)	水分 (g)	能量 (kcal)	能量 (kJ)	蛋白质 (g)	脂肪 (g)	糖类 (g)	膳食纤维 (g)	胆固醇 (mg)	维生素A (µg)	胡萝卜素 (µg)	维生素B₁ (mg)	维生素B₂ (mg)	烟酸 (mg)	维生素C (mg)	维生素E (mg)	钙 (mg)	磷 (mg)	钾 (mg)	钠 (mg)	镁 (mg)	铁 (mg)	锌 (mg)	硒 (µg)
芒果[抹猛果，望果]	60	90.6	32	134	0.6	0.2	8.3	1.3	—	150	897	0.01	0.04	0.3	23	1.21	0	11	138	2.8	14	0.2	0.09	1.44
木瓜[番木瓜]	89	91.7	30	126	0.6	Tr	7.2	—	—	—	—	0.01	0.02	1.3	31	Tr	22	11	182	10.4	17	0.6	0.12	0.37
人参果	88	77.1	80	335	0.6	0.7	21.2	3.5	—	8	50	0	0.25	0.3	12	0	13	7	100	7.1	11	0.2	0.09	1.86
香蕉[甘蕉]	59	75.8	91	381	1.4	0.2	22	1.2	—	10	60	0.02	0.04	0.7	8	0.24	7	28	256	0.8	43	0.4	0.18	0.87
白兰瓜	55	93.2	21	88	0.6	0.1	5.3	0.8	—	7	40	0.02	0.03	0.6	14	0	24	13	0	0	0	0.9	0	0
哈密瓜	71	91	34	142	0.5	0.1	7.9	0.2	—	153	920	0	0.01	0	12	0	4	19	190	26.7	19	0	0.13	1.1
甜瓜[香瓜]	78	92.9	26	109	0.4	0.1	6.2	0.4	—	5	30	0.02	0.03	0.3	15	0.47	14	17	139	8.8	11	0.7	0.09	0.4
西瓜（均值）	56	93.3	25	105	0.6	0.1	5.8	0.3	—	75	450	0.02	0.03	0.2	6	0.1	8	9	87	3.2	8	0.3	0.1	0.17
核桃(干)[胡桃]	45	2.8	618	2586	8.3	64.5	21.3	20.2	—	23	137	0.11	0.07	0.83	—	14.75	132	279	4	855.5	130	6	7.07	1.15
栗子(熟)[板栗]	78	46.6	212	887	4.8	1.5	46	1.2	—	40	240	0.19	0.13	1.2	36	0	15	91	0	0	0	1.7	0	0

续表

食物名称	可食部分(%)	水分(g)	能量(kcal)	能量(kJ)	蛋白质(g)	脂肪(g)	糖类(g)	膳食纤维(g)	胆固醇(mg)	维生素A(μg)	胡萝卜素(μg)	维生素B₁(mg)	维生素B₂(mg)	烟酸(mg)	维生素C(mg)	维生素E(mg)	钙(mg)	磷(mg)	钾(mg)	钠(mg)	镁(mg)	铁(mg)	锌(mg)	硒(μg)
松子(炒)	69	3.4	530	2218	12.9	40.4	40.3	11.6	—	—	—	0.14	0.17	1.36	—	28.25	14	453	1007	666	272	3.9	4.32	0.59
腰果	100	2.1	594	2484	24	50.9	20.4	10.5	—	—	—	0.24	0.13	1.28	—	6.7	19	639	680	35.7	595	7.4	5.3	10.93
榛子(炒)	66	2.2	617	2579	12.5	57.3	25.6	12.9	—	—	—	0.17	0.11	1.02	—	22.81	95	369	1001	9.4	172	3.8	2.25	2.02
花生(炒)	71	4.1	589	2464	21.7	48	23.8	6.3	—	10	60	0.13	0.12	18.9	—	12.94	47	326	563	34.8	171	1.5	2.03	3.9
花生仁(炒)	100	1.8	581	2431	23.9	44.4	25.7	4.3	—	0	0	0.12	0.1	18.9	—	14.97	284	315	674	445.1	176	6.9	2.82	7.1
葵花子(炒)	48	2.7	567	2372	28.5	49	15.1	12.1	—	9	52	0.94	0.12	2.1	—	11.7	112	1032	399	634.7	509	6.4	7.45	56.68
猪肉(肥瘦)(均值)	100	46.8	395	1653	13.2	37	2.4	—	80	18	0	0.22	0.16	3.5	0	0.35	6	162	204	59.4	16	1.6	2.06	11.97
猪肝	100	72.6	126	528	19.2	4.7	1.8	—	180	6502	0	0.22	2.02	10.11	0	Tr	6	243	235	68.6	24	22.6	5.78	19.21
猪血	100	85.8	55	230	12.2	0.3	0.9	—	51	Tr	0	0.09	0.09	3.54	0	0.75	4	16	56	56	5	8.7	0.28	7.94
午餐肉	100	55.2	320	1339	9	30.1	3.3	—	—	0	0	0.24	0.05	11.1	0	0.75	6	84	131	528.7	8	0.6	1.38	7.8
火腿肠	100	61.5	215	900	12.1	14.6	8.8	—	13	56	0	0.04	0.11	1.78	0	0.65	19	157	130	1120	6	1.8	0.7	4.84
香肠	100	19.2	508	2125	24.1	40.7	11.2	—	82	0	0	0.48	0.11	4.4	0	1.05	14	198	453	2309	52	5.8	7.61	8.77
火腿	100	47.9	330	1381	16	27.4	4.9	—	120	46	0	0.28	0.09	8.6	0	0.8	3	90	220	1087	20	2.2	2.16	2.95

续表

食物名称	可食部分 (%)	水分 (g)	能量 (kcal)	能量 (kJ)	蛋白质 (g)	脂肪 (g)	糖类 (g)	膳食纤维 (g)	胆固醇 (mg)	维生素A (μg)	胡萝卜素 (μg)	维生素B₁ (mg)	维生素B₂ (mg)	烟酸 (mg)	维生素C (mg)	维生素E (mg)	钙 (mg)	磷 (mg)	钾 (mg)	钠 (mg)	镁 (mg)	铁 (mg)	锌 (mg)	硒 (μg)
牛肉（肥瘦）（均值）	99	72.8	125	523	19.9	4.2	2	—	84	7	0	0.04	0.14	5.6	0	0.65	23	168	216	84.2	20	3.3	4.73	6.45
羊肉（肥瘦）（均值）	90	65.7	203	849	19	14.1	0	—	92	22	0	0.05	0.14	4.5	0	0.26	6	146	232	80.6	20	2.3	3.22	32.2
羊肉串（烤）	100	58.7	206	862	26	10.3	2.4	—	110	52	0	0.04	0.15	6.3	0	1.44	4	254	205	484.8	45	8.5	2.28	3.37
狗肉	80	76	116	485	16.8	4.6	1.8	—	62	12	0	0.34	0.2	3.5	0	1.4	52	107	140	47.4	14	2.9	3.18	14.75
兔肉	100	76.2	102	427	19.7	2.2	0.9	—	59	26	0	0.11	0.1	5.8	0	0.42	12	165	284	45.1	15	2	1.3	10.93
鸡（均值）	66	69	167	699	19.3	9.4	1.3	—	106	48	0	0.05	0.09	5.6	0	0.67	9	156	251	63.3	19	1.4	1.09	11.75
鸡翅	69	65.4	194	812	17.4	11.8	4.6	—	113	68	0	0.01	0.11	5.3	0	0.25	8	161	205	50.8	17	1.3	1.12	10.98
鸡腿	69	70.2	181	757	16	13	0	—	162	44	0	0.02	0.14	6	0	0.03	6	172	242	64.4	34	1.5	1.12	12.4
肯德基[炸鸡]	70	49.4	279	1167	20.3	17.3	10.5	—	198	23	0	0.03	0.17	16.7	0	6.44	109	530	232	755	28	2.2	1.66	11.2
鸭（均值）	68	63.9	240	1004	15.5	19.7	0.2	—	94	52	0	0.08	0.22	4.2	0	0.27	6	122	191	69	14	2.2	1.33	12.25
北京烤鸭	80	38.2	436	1824	16.6	38.4	6	—	0	36	0	0.04	0.32	4.5	0	0.97	35	175	247	83	13	2.4	1.25	10.32
鹅	63	61.4	251	1050	17.9	19.9	0	—	74	42	0	0.07	0.23	4.9	0	0.22	4	144	232	58.8	18	3.8	1.36	17.68

续表

食物名称	可食部分(%)	水分(g)	能量(kcal)	能量(kJ)	蛋白质(g)	脂肪(g)	糖类(g)	膳食纤维(g)	胆固醇(mg)	维生素A(μg)	胡萝卜素(μg)	维生素B₁(mg)	维生素B₂(mg)	烟酸(mg)	维生素C(mg)	维生素E(mg)	钙(mg)	磷(mg)	钾(mg)	钠(mg)	镁(mg)	铁(mg)	锌(mg)	硒(μg)
火鸡腿	85	72.5	100	416	16.7	0.7	6.6	—	—	Tr	0	0.02	0.14	1.29	0	Tr	17	161	253	1071	16	1.2	2.5	13.12
鸽	42	66.6	201	841	16.5	14.2	1.7	—	99	53	0	0.06	0.2	6.9	0	0.99	30	136	334	63.6	27	3.8	0.82	11.08
鹌鹑	58	75.1	110	460	20.2	3.1	0.2	—	157	40	0	0.04	0.32	6.3	0	0.44	48	179	204	48.4	20	2.3	1.19	11.67
牛乳(均值)	100	89.8	54	226	3	3.2	3.4	0	15	24	0	0.03	0.14	0.1	0	0.21	104	73	109	37.2	11	0.3	0.42	1.94
牛乳(强化维生素A,维生素D)	100	89	51	213	2.7	2	5.6	0	0	66	0	0.02	0.08	0.1	0	0	140	60	130	42.6	14	0.2	0.38	1.36
鲜羊乳	100	88.9	59	247	1.5	3.5	5.4	0	31	84	0	0.04	0.12	2.1	0	0.19	82	98	135	20.6	0	0.5	0.29	1.75
全脂牛奶粉	100	2.3	478	2000	20.1	21.2	51.7	0	110	141	0	0.11	0.73	0.9	0	0.48	676	469	449	260.1	79	1.2	3.14	11.8
酸奶(均值)	100	84.7	72	301	2.5	2.7	9.3	0	15	26	0	0.03	0.15	0.2	0	0.12	118	85	150	39.8	12	0.4	0.53	1.71
奶酪[干酪]	100	43.5	328	1372	25.7	23.5	3.5	0	11	152	0	0.06	0.91	0.6	0	0.6	799	326	75	584.6	57	2.4	6.97	1.5
炼乳(甜,罐头)	100	26.2	332	1389	8	8.7	55.4	0	36	41	0	0.03	0.16	0.3	0	0.28	242	200	309	211.9	24	0.4	1.53	3.26

续表

食物名称	可食部分 (%)	水分 (g)	能量 (kcal)	能量 (kJ)	蛋白质 (g)	脂肪 (g)	糖类 (g)	膳食纤维 (g)	胆固醇 (mg)	维生素A (μg)	胡萝卜素 (μg)	维生素B$_1$ (mg)	维生素B$_2$ (mg)	烟酸 (mg)	维生素C (mg)	维生素E (mg)	钙 (mg)	磷 (mg)	钾 (mg)	钠 (mg)	镁 (mg)	铁 (mg)	锌 (mg)	硒 (μg)
鸡蛋（均值）	88	74.1	144	602	13.3	8.8	2.8	0	585	234	0	0.11	0.27	0.2	0	1.84	56	130	154	131.5	10	2	1.1	14.34
鸡蛋白	100	84.4	60	251	11.6	0.1	3.1	0	0	0	0	0.04	0.31	0.2	0	0.01	9	18	132	79.4	15	1.6	0.02	6.97
鸡蛋黄	100	51.5	328	1372	15.2	28.2	3.4	0	1510	438	0	0.33	0.29	0.1	0	5.06	112	240	95	54.9	41	6.5	3.79	27.01
松花蛋（鸡蛋）	83	66.4	178	745	14.8	10.6	5.8	0	595	310	0	0.02	0.13	0.2	0	1.06	26	263	148	0	8	3.9	2.73	44.32
鸭蛋	87	70.3	180	753	12.6	13	3.1	0	565	261	0	0.17	0.35	0.2	0	4.98	62	226	135	106	13	2.9	1.67	15.68
咸鸭蛋	88	61.3	190	795	12.7	12.7	6.3	0	647	134	0	0.16	0.33	0.1	0	6.25	118	231	184	2706	30	3.6	1.74	24.04
鹅蛋	87	69.3	196	820	11.1	15.6	2.8	0	704	192	0	0.08	0.3	0.4	0	4.5	34	130	74	90.6	12	4.1	1.43	27.24
鹌鹑蛋	86	73	160	669	12.8	11.1	2.1	0	515	337	0	0.11	0.49	0.1	0	3.08	47	180	138	106.6	11	3.2	1.61	25.48
草鱼[白鲩,草包鱼]	58	78.2	96	403	17.7	2.6	0.5	—	47	Tr	0	Tr	0.04	2.48	Tr	Tr	17	152	325	36	26	1.3	0.38	11.67
黄颡鱼[戈牙鱼]	52	71.6	124	519	17.8	2.7	7.1	—	90	0	0	0.01	0.06	3.7	0	1.48	59	166	202	250.4	19	6.4	1.48	16.09
黄鳝[鳝鱼]	67	78	89	372	18	1.4	1.2	—	126	50	0	0.06	0.98	3.70	0	1.34	42	206	263	70.2	18	2.5	1.97	34.56
鲤鱼[鲤拐子]	54	76.7	109	456	17.6	4.1	0.5	—	84	25	0	0.03	0.09	2.7	0	1.27	50	204	334	53.7	33	1	2.08	15.38
泥鳅	60	76.6	96	402	17.9	2	1.7	—	136	14	0	0.1	0.33	6.2	0	0.79	299	302	282	74.8	28	2.9	2.76	35.3

食物名称	可食部分 (%)	水分 (g)	能量 (kcal)	能量 (kJ)	蛋白质 (g)	脂肪 (g)	糖类 (g)	膳食纤维 (g)	胆固醇 (mg)	维生素A (μg)	胡萝卜素 (μg)	维生素B$_1$ (mg)	维生素B$_2$ (mg)	烟酸 (mg)	维生素C (mg)	维生素E (mg)	钙 (mg)	磷 (mg)	钾 (mg)	钠 (mg)	镁 (mg)	铁 (mg)	锌 (mg)	硒 (μg)
鮎鱼	65	78	103	431	17.3	3.7	0	—	163	0	0	0.03	0.1	2.5	0	0.54	42	195	351	49.6	22	2.1	0.53	27.49
鲷鱼[喜头鱼]	54	78.6	89	373	18	1.6	0.7	—	21	Tr	0	0.08	0.06	2.38	Tr	0.34	79	157	290	41.2	41	1.3	0.53	22.96
带鱼[白带鱼，刀鱼]	76	73.3	127	531	17.7	4.9	3.1	—	76	29	0	0.02	0.06	2.8	0	0.82	28	191	280	150.1	43	1.2	0.7	36.57
黄鱼[大黄花鱼]	66	77.7	97	406	17.7	2.5	0.8	—	86	10	0	0.03	0.1	1.9	0	1.13	53	174	260	120.3	39	0.7	0.58	42.57
鳕鱼[明太鱼]	45	77.4	88	368	20.4	0.5	0.5	—	114	14	0	0.04	0.13	2.7	0	0	42	232	321	130.3	84	0.5	0.86	24.8
对虾	61	76.5	93	389	18.6	0.8	2.8	—	193	15	0	0.01	0.07	1.7	0	0.62	62	228	215	165.2	43	1.5	2.38	33.72
海虾	51	79.3	79	331	16.8	0.6	1.5	—	117	0	0	0.01	0.05	1.9	0	2.79	146	196	228	302.2	46	3	1.44	56.41
河虾	86	78.1	87	364	16.4	2.4	0	—	240	48	0	0.04	0.03	0	0	5.33	325	186	329	133.8	60	4	2.24	29.65
基围虾	60	75.2	101	423	18.2	1.4	3.9	—	181	0	0	0.02	0.07	2.9	0	1.69	83	139	250	172	45	2	1.18	39.7
虾皮	100	42.4	153	640	30.7	2.2	2.5	—	428	19	0	0.02	0.14	3.1	0	0.92	991	582	617	5058	265	6.7	1.93	74.43
虾米[海米，虾仁]	100	37.4	198	828	43.7	2.6	0	—	525	21	0	0.01	0.12	5	0	1.46	555	666	550	4892	236	11	3.82	75.4
海蟹	42	79.2	81	339	14.2	1.1	3.6	—	40	Tr	0	0.03	0.1	1.46	Tr	0.58	—	293	370	321.5	238	1.1	3.15	25.6
河蟹	42	75.8	103	431	17.5	2.6	2.3	—	267	389	0	0.06	0.28	1.7	0	6.09	126	182	181	193.5	23	2.9	3.68	56.72

续表

食物名称	可食部分 (%)	水分 (g)	能量 (kcal)	能量 (kJ)	蛋白质 (g)	脂肪 (g)	糖类 (g)	膳食纤维 (g)	胆固醇 (mg)	维生素A (μg)	胡萝卜素 (μg)	维生素B₁ (mg)	维生素B₂ (mg)	烟酸 (mg)	维生素C (mg)	维生素E (mg)	钙 (mg)	磷 (mg)	钾 (mg)	钠 (mg)	镁 (mg)	铁 (mg)	锌 (mg)	硒 (μg)
海蜇皮	100	76.5	33	138	3.7	0.3	3.8	—	8	0	0	0.03	0.05	0.2	0	2.13	150	30	160	325	124	4.8	0.55	15.54
海蜇头	100	69	74	310	6	0.3	11.8	—	10	14	0	0.07	0.04	0.3	0	2.82	120	22	331	467.7	114	5.1	0.42	16.6
煎饼	100	16	317	1327	9.5	3.5	70	8.1	—	—	—	0.26	0.06	1.42	—	1.69	46	221	240	18.1	62	3.6	1.43	6.02
年糕	100	60.9	154	644	3.3	0.6	34.7	0.8	—	—	0.03	0.03	0	1.9	—	—	31	52	81	56.4	43	1.6	1.36	2.3
蛋糕（均值）	100	18.6	347	1452	8.6	5.1	67.1	0.4	—	86	190	0.09	0.09	0.8	—	2.8	39	130	77	67.8	24	2.5	1.01	14.07
月饼（五仁）	100	11.3	416	1741	8	16	64	3.9	—	7	40	0	0.08	4	—	8.82	54	110	198	18.5	27	2.8	0.61	7
江米条	100	4	439	1837	5.7	11.7	78.1	0.4	—	0	0	0.18	0.03	2.5	—	14.32	33	56	68	46.5	31	2.5	0.84	6.26
绿豆糕	100	11.5	349	1460	12.8	1	73.4	1.2	—	47	280	0.23	0.02	6.1	—	3.68	24	121	416	11.6	87	7.3	1.04	4.96
麻花	100	6	524	2192	8.3	31.5	53.4	1.5	—	0	0	0.05	0.01	3.2	—	21.6	26	136	213	99.2	67	0	3.06	7.2
面包（均值）	100	27.4	312	1305	8.3	5.1	58.6	0.5	—	0	0	0.03	0.06	1.7	—	1.66	49	107	88	230.4	31	2	0.75	3.15
饼干（均值）	100	5.7	433	1812	9	12.7	71.7	1.1	81	37	80	0.08	0.04	4.7	3	4.57	73	88	85	204.1	50	1.9	0.91	12.47
菠萝豆	100	4.1	392	1640	10.4	2.1	82.9	0.1	—	—	0	0	0.04	0.1	—	0.41	19	100	38	30	4	9	2.01	4.1

续表

食物名称	可食部分(%)	水分(g)	能量(kcal)	能量(kJ)	蛋白质(g)	脂肪(g)	糖类(g)	膳食纤维(g)	胆固醇(mg)	维生素A(μg)	胡萝卜素(μg)	维生素B₁(mg)	维生素B₂(mg)	烟酸(mg)	维生素C(mg)	维生素E(mg)	钙(mg)	磷(mg)	钾(mg)	钠(mg)	镁(mg)	铁(mg)	锌(mg)	硒(μg)
空心果	100	5.6	451	1887	15.2	6.8	72	0.2	27	—	—	0.06	0	0	—	1.4	114	53	40	5.8	28	4.9	0.56	0
马铃薯片（油炸）	100	4.1	612	2561	4	48.4	41.9	1.9	—	8	50	0.09	0.05	6.4	—	5.22	11	88	620	60.9	34	1.2	1.42	0.4
冰淇淋	100	74.4	127	531	2.4	5.3	17.3	0	—	48	—	0.01	0.03	0.2	—	0.24	126	67	125	54.2	12	0.5	0.37	1.73
啤酒（均值）	100	95.1	32	134	0.4	0	3.1	0	—	—	—	0.15	0.04	1.1	—	0	13	12	47	11.4	6	0.4	0.3	0.64
绵白糖	100	0.9	396	1657	0.1	0	98.9	0	—	—	—	0	0	0.2	—	0	6	3	2	2	2	0.2	0.07	0.38
冰糖	100	0.6	397	1661	0	0	99.3	0	—	—	—	0.03	0.03	0	—	0	23	0	1	2.7	2	1.4	0.21	0
红糖	100	1.9	389	1628	0.7	0	96.6	0	—	—	—	0.01	0	0.3	—	0	157	11	240	18.3	54	2.2	0.35	4.2
麦芽糖	100	12.8	331	1385	0.2	0.2	82	0	—	—	—	0.1	0.17	2.1	—	0	0	0	0	0	0	0	0	0
蜂蜜	100	22	321	1343	0.4	1.9	75.6	0	—	—	—	0	0.05	0.1	3	0	4	3	28	0.3	2	1	0.37	0.15
巧克力	100	1	586	2452	4.3	40.1	53.4	1.5	—	—	—	0.06	0.08	1.4	—	1.62	111	114	254	111.8	56	1.7	1.02	1.2
山楂果丹皮	100	16.7	321	1343	1	0.8	80	2.6	—	25	150	0.02	0.03	0.7	3	1.85	52	41	312	115.5	66	11.6	0.73	0.59
豆油	100	0.1	899	3761	0	99.9	0	0	—	—	—	0	0	0	—	93.08	13	7	3	4.9	3	2	1.09	0
色拉油	100	0.2	898	3757	0	99.8	0	0	64	—	—	0	0	0	—	24.01	18	1	3	5.1	1	1.7	0.23	0

续表

食物名称	可食部分(%)	水分(g)	能量(kcal)	能量(kJ)	蛋白质(g)	脂肪(g)	糖类(g)	膳食纤维(g)	胆固醇(mg)	维生素A(μg)	胡萝卜素(μg)	维生素B₁(mg)	维生素B₂(mg)	烟酸(mg)	维生素C(mg)	维生素E(mg)	钙(mg)	磷(mg)	钾(mg)	钠(mg)	镁(mg)	铁(mg)	锌(mg)	硒(μg)
芝麻油[香油]	100	0.1	898	3757	0	99.7	0.2	0	—	—	—	0	0	0	—	68.53	9	4	0	1.1	3	2.2	0.17	0
棕榈油	100	0	900	3766	0	100	0	0	—	18	110	0	0	0	—	15.24	0	8	0	1.3	0	3.1	0.08	0
橄榄油	100	0	899	3696	0	99.9	0	0	—	—	—	0	0	0	—	0	0	0	0	0	0	0.4	0	0
酱油(均值)	100	67.3	63	264	5.6	0.1	10.1	0.2	—	—	—	0.05	0.13	1.7	—	0	66	204	337	5757	156	8.6	1.17	1.39
醋(均值)	100	90.6	31	130	2.1	0.3	4.9	0	—	—	—	0.03	0.05	1.4	—	0	17	96	351	262.1	13	6	1.25	2.43
豆瓣酱	100	46.6	178	745	13.6	6.8	17.1	1.5	—	—	—	0.11	0.46	2.4	—	0.57	53	154	772	6012	125	16.4	1.47	10.2
腐乳(臭)[臭豆腐]	100	66.4	130	544	11.6	7.9	3.9	0.8	—	20	120	0.02	0.09	0.6	—	9.18	75	126	96	2012	90	6.9	0.96	0.48
腐乳(红)[酱豆腐]	100	61.2	151	632	12	8.1	8.2	0.6	—	15	90	0.02	0.21	0.5	—	7.24	87	171	81	3091	78	11.5	1.67	6.73

注:"—"表示未检测;"Tr"表示微量